医疗与健康运作管理丛书

丛书主编 李金林 冉 伦

RESEARCH ON PATIENT BEHAVIOR IN
MEDICAL DECISION-MAKING PROCESS

医疗决策过程中的患者行为研究

朱镜蓉 著

北京理工大学出版社
BEIJING INSTITUTE OF TECHNOLOGY PRESS

内 容 简 介

本书共分为八章：第 1 章介绍了研究的背景、意义，第 2 章对患者行为、医疗决策、医疗服务获取的研究现状进行了综述，第 3 章到第 7 章为实证研究部分，通过实际数据对不同情境下患者的行为偏好和医疗决策机制进行了分析，第 8 章对本书研究成果进行总结。本书是面向医疗管理应用的学术专著，可供医疗政策制定者、医疗卫生服务机构管理者、健康管理者以及消费者行为相关领域的学者、研究生参考。

版权专有　侵权必究

图书在版编目（CIP）数据

医疗决策过程中的患者行为研究 / 朱镜蓉著. －－北京：北京理工大学出版社，2022.2

（医疗与健康运作管理 / 李金林，冉伦主编）

ISBN 978－7－5763－0820－4

Ⅰ．①医… Ⅱ．①朱… Ⅲ．①病人－卫生行为－研究 Ⅳ．①R197.323.2

中国版本图书馆 CIP 数据核字（2022）第 010845 号

出版发行 / 北京理工大学出版社有限责任公司
社　　址 / 北京市海淀区中关村南大街 5 号
邮　　编 / 100081
电　　话 / (010) 68914775（总编室）
　　　　　 (010) 82562903（教材售后服务热线）
　　　　　 (010) 68944723（其他图书服务热线）
网　　址 / http://www.bitpress.com.cn
经　　销 / 全国各地新华书店
印　　刷 / 三河市华骏印务包装有限公司
开　　本 / 710 毫米 × 1000 毫米　1/16
印　　张 / 10.25　　　　　　　　　　　　　　责任编辑 / 申玉琴
字　　数 / 155 千字　　　　　　　　　　　　　文案编辑 / 申玉琴
版　　次 / 2022 年 2 月第 1 版　2022 年 2 月第 1 次印刷　责任校对 / 周瑞红
定　　价 / 72.00 元　　　　　　　　　　　　　责任印制 / 李志强

图书出现印装质量问题，请拨打售后服务热线，本社负责调换

前 言

健康是人类的永恒追求,实现"人人享有健康"是全世界共同的目标。医疗服务的目的便是帮助人们保持最佳的健康状态。近年来,随着人类面临的疾病模式发生巨大转变,医疗服务的重点也从以治病为主转变为了以预防为主,患者自身的健康管理与健康行为已成为影响医疗服务水平和患者自身健康状态的重要因素。随着"以患者为中心的医疗服务"理念的深入,探索医疗服务过程中患者的行为偏好和决策过程成为医疗服务领域研究的热点话题。

本书基于以上背景,展开患者寻医决策和遵医行为的研究。本书共有8章:第1章介绍了研究的背景、意义;第2章总结了国内外患者寻医行为、医疗决策、医疗服务获取、健康行为相关文献,归纳整理了现有研究中的空白点,以及后续可研究的问题;第3章到第7章为实证研究部分,主要有患者的寻医行为决策研究(第3章~第5章)、寻医后患者的遵医用药行为研究(第6章和第7章);第8章归纳总结了主要研究内容、研究成果和结论,同时指出了研究存在的问题,也讨论了今后有待进一步研究的方向。

其中,实证研究部分是本书结合现实数据进行研究的重点内容。首先,研究了患者从医疗服务机构寻医的行为决策,构建了异质患者对不同医疗服务机构选择的决策模型。通过设计离散选择实验模拟现实的选择场景,运用 Mixed – Logit、Latent Class 进行模型构建,分析了异质患者对不同类型医疗服务机构的选择偏好,并分析了患者对不同医疗服务机构及其属性的支付意愿,构建了患者对医疗服务机构选择的潜类别模型。其次,研究了患者利用互联网寻医的行为决策,分别构建了患者对医疗服务的获取行为和医疗服务获取过程中的障碍因素对患者使用互联网寻医的影响模型。通过 Logistic 回归，分析了患者从医疗服务机构获取不同类型医疗服务的行为如何影响患者利用网络寻医的行为，以及就医过程中的各种障碍因素对患者利用网络寻医的影响。并将患者利用互联网寻医的行为从三个层面进行了细分：患者自我主导的医疗信息搜索行为、医生—患者层面的医疗信息咨询行为，同质患者参与的健康群组讨论行为。再次，研究了患者在医疗服务机构就医后，自身的风险态度和时间偏好在其遵医行为决策中的作用，构建了患者的遵医用药行为模型。本书明确了依从性的相关定义及分类，改编了多元价格列表实验，对医疗场景中患者的风险态度和时间偏好进行了精确的测量。通过构建 Logistic 模型，分别研究了心血管疾病患者药物治疗的开始决策、停止决策、依从状态三种遵医行为决策的影响因素。最后，研究了从医疗服务机构和互联网两种途径获取的医疗信息对个体用药行为决策的影响，拓展了个体的用药行为模型。针对心血管疾病的防控，构建了五个不同的阿司匹林用药行为决策模型，分析了医疗服务机构和互联网两种医疗信息同时存在时，对个体用药行为的影响，进一步探讨了两种医疗信息分别在心血管疾病一级预防和二级预防患者中的差异作用。

  本书的研究获得了国家自然科学基金重点项目"医疗与健康的数据分析与决策"（项目编号：71432002）和国家自然科学基金面上项目"数据驱动的远程医疗资源调度优化"（项目编号：71972012）的资助，并基于此展开对医疗健康服务领域的患者决策及行为分析，为完善医疗政策激励机制提供了科学依据和决策支持，在引导公众合理就医、制定健康行为干预策略、提升公众健康风险意识方面具有重要的参考价值。

  本书参考、借鉴和引用了国内外相关领域研究人员的科研成果，在此一并表示感谢。

  书中存在的不足之处，恳请各位读者予以批评指正。

目 录

第1章 绪论 ... 1
1.1 研究背景 ... 1
1.2 研究目的和意义 ... 3
1.3 研究内容与方法 ... 5
1.3.1 研究内容 ... 5
1.3.2 研究方法 ... 8
1.4 主要研究点 ... 10

第2章 文献综述 ... 12
2.1 医疗决策相关研究 ... 12
2.1.1 医疗决策中患者的选择偏好 ... 12
2.1.2 医疗决策中的个体异质性 ... 13
2.1.3 选择偏好的测量方法 ... 14
2.2 寻医行为相关研究 ... 19
2.2.1 医疗信息寻求行为概述 ... 19
2.2.2 医疗信息寻求行为模型 ... 21
2.2.3 网络信息寻求行为研究 ... 22
2.3 医疗服务获取相关研究 ... 23
2.3.1 患者对医疗服务的获取行为 ... 23
2.3.2 患者对医疗服务的获取障碍 ... 24
2.3.3 家庭医生与分级诊疗制度 ... 26
2.4 健康行为相关研究 ... 28

2.4.1 健康行为概述 ………………………………………… 28
2.4.2 遵医行为相关研究 …………………………………… 29
2.5 国内外研究现状总结 ………………………………………… 31

第3章 异质患者对不同医疗服务机构的选择决策研究 ……… 33

3.1 引言 ………………………………………………………… 33
3.2 实验设计及数据收集 ………………………………………… 35
    3.2.1 DCE 属性和水平的选取 ……………………………… 35
    3.2.2 正交试验设计 ………………………………………… 36
    3.2.3 数据收集 ……………………………………………… 37
3.3 模型构建与数据分析 ………………………………………… 38
    3.3.1 模型构建 ……………………………………………… 38
    3.3.2 样本特征分析 ………………………………………… 42
    3.3.3 结果分析 ……………………………………………… 44
3.4 讨论及管理启示 ……………………………………………… 49
    3.4.1 结果讨论 ……………………………………………… 49
    3.4.2 管理启示 ……………………………………………… 50
3.5 本章小结 …………………………………………………… 51

第4章 患者对社区卫生服务中心进行首诊的选择决策研究 ……………………………………………………… 52

4.1 引言 ………………………………………………………… 52
4.2 实验设计及数据收集 ………………………………………… 54
    4.2.1 问卷开发 ……………………………………………… 54
    4.2.2 风险偏好测量实验 …………………………………… 55
    4.2.3 数据收集 ……………………………………………… 57
4.3 数据分析 ……………………………………………………… 58
    4.3.1 样本特征分析 ………………………………………… 58
    4.3.2 结果分析 ……………………………………………… 60
4.4 结果讨论 ……………………………………………………… 64
4.5 本章小结 …………………………………………………… 66

第 5 章 医疗服务的获取及其障碍对患者利用网络寻医的影响研究 ·············· 67

- 5.1 引言 ·············· 67
- 5.2 数据说明 ·············· 69
  - 5.2.1 数据来源 ·············· 69
  - 5.2.2 变量描述 ·············· 70
- 5.3 模型构建与数据分析 ·············· 72
  - 5.3.1 模型构建 ·············· 72
  - 5.3.2 样本特征分析 ·············· 74
  - 5.3.3 结果分析 ·············· 76
- 5.4 结论及管理启示 ·············· 83
  - 5.4.1 结论 ·············· 83
  - 5.4.2 管理启示 ·············· 84
- 5.5 本章小结 ·············· 85

第 6 章 基于风险和时间偏好的患者遵医行为研究 ·············· 86

- 6.1 引言 ·············· 86
- 6.2 实验设计及数据收集 ·············· 88
  - 6.2.1 风险偏好测量实验 ·············· 88
  - 6.2.2 时间偏好测量实验 ·············· 89
  - 6.2.3 数据收集与变量测量 ·············· 92
- 6.3 模型构建与数据分析 ·············· 93
  - 6.3.1 模型构建 ·············· 93
  - 6.3.2 样本特征分析 ·············· 94
  - 6.3.3 样本风险态度、时间偏好的差异分析 ·············· 96
  - 6.3.4 结果分析 ·············· 97
- 6.4 结论及管理启示 ·············· 101
  - 6.4.1 结论 ·············· 101
  - 6.4.2 管理启示 ·············· 102
- 6.5 本章小结 ·············· 103

第7章 医疗信息来源对个体用药行为的影响研究 ············ 104

- 7.1 引言 ············ 104
- 7.2 数据说明 ············ 106
  - 7.2.1 数据来源 ············ 106
  - 7.2.2 变量描述 ············ 107
- 7.3 模型构建与实证研究 ············ 109
  - 7.3.1 模型构建 ············ 109
  - 7.3.2 样本特征分析 ············ 113
  - 7.3.3 亚组的差异分析 ············ 113
  - 7.3.4 结果分析 ············ 116
- 7.4 结论及管理启示 ············ 122
  - 7.4.1 结果讨论 ············ 122
  - 7.4.2 管理启示 ············ 124
- 7.5 本章小结 ············ 125

第8章 结论与展望 ············ 126

- 8.1 研究结论 ············ 126
- 8.2 研究展望 ············ 128

参考文献 ············ 130

图 目 录

图 1.1 患者寻求、获取、利用医疗信息的行为决策过程 ………… 4
图 2.1 离散选择实验流程 ………………………………………… 15
图 2.2 改进的离散选择模型 ……………………………………… 19
图 2.3 Lenz 信息寻求模型 ………………………………………… 21
图 2.4 药物治疗依从性影响因素 ………………………………… 30
图 3.1 2012—2019 年我国医疗服务机构数量统计 ……………… 34
图 5.1 医疗服务获取与互联网寻医关系的研究思路 …………… 68
图 5.2 使用互联网获取医疗信息情况的统计结果 ……………… 76
图 5.3 各类医疗服务寻诊情况的统计结果 ……………………… 76
图 5.4 各类医疗服务获取障碍的统计结果 ……………………… 77
图 7.1 不同防控级别中医疗信息对患者用药行为影响的
    研究框架 ……………………………………………………… 106
图 7.2 基于 NHIS 调查问题的样本分类和排除 ………………… 108

表 目 录

表	标题	页
表2.1	医疗信息寻求行为的定义	20
表2.2	就医障碍的五维度分类	24
表2.3	就医障碍统计研究中对五个维度的研究情况	25
表3.1	医疗服务机构选择实验属性和相关水平分类	36
表3.2	离散选择实验模拟场景示例	37
表3.3	实验样本的个体特征统计	42
表3.4	混合Logit主效用模型参数估计	44
表3.5	医疗服务机构选择的仿真预测	45
表3.6	主效用模型属性的边际支付意愿	46
表3.7	潜类别模型的参数估计及市场细分	47
表4.1	医疗情境中的风险偏好测量实验	57
表4.2	样本的个体特征统计	59
表4.3	总体样本的财政激励和非财政激励展示前后的基层医疗卫生服务机构首诊使用意愿（WTU）统计结果	60
表4.4	两种激励政策的效果与信任、熟悉度和个体特征的相关性	61
表4.5	两种政策激励下WTU前后对比	62
表5.1	研究变量定义及取值	70
表5.2	样本特征分析	75
表5.3	从互联网寻求医疗服务行为的个体差异分析	78
表5.4	各类医疗服务获取行为对在线医疗信息搜索行为的影响分析	79

表 5.5	各类医疗服务获取行为对线上医疗信息咨询行为的影响分析	79
表 5.6	各类医疗服务获取行为对线上健康群组讨论行为的影响分析	80
表 5.7	医疗服务获取障碍对在线医疗信息搜索行为的影响分析	81
表 5.8	医疗服务获取障碍对线上医疗信息咨询行为的影响分析	82
表 5.9	医疗服务获取障碍对线上健康群组讨论行为的影响分析	83
表 6.1	医疗情境中的风险偏好测量实验	89
表 6.2	医疗情境中的时间偏好测量实验	91
表 6.3	样本的特征统计	95
表 6.4	样本的人口统计变量与风险偏好的相关性分析	96
表 6.5	样本的人口统计变量与时间偏好的相关性分析	97
表 6.6	心血管疾病防控中阿司匹林治疗的开始用药决策模型	98
表 6.7	心血管疾病预防中阿司匹林治疗的终止用药决策模型	99
表 6.8	心血管疾病预防中阿司匹林治疗的用药依从性模型	99
表 7.1	变量定义及取值	109
表 7.2	阿司匹林用药行为模型的具体分类	110
表 7.3	样本特征分析	114
表 7.4	亚组差异性分析	115
表 7.5	阿司匹林总体用药行为模型	116
表 7.6	阿司匹林用药的遵医行为模型	118
表 7.7	二级预防中阿司匹林自我用药行为模型	119
表 7.8	一级预防中高风险人群的阿司匹林自我用药行为模型	121
表 7.9	低风险人群的阿司匹林过度用药行为模型	122
表 7.10	风险因素在网上医疗信息对患者用药行为中的调节作用	123

第 1 章 绪 论

1.1 研究背景

健康是人类生命最宝贵的财富。随着社会的进步,现代医学通过改善卫生条件、接种疫苗、抗生素使用和医疗护理服务,已经消除了大多数传染病对人类死亡的威胁。但与此同时,心血管疾病、慢性呼吸系统疾病、糖尿病等慢性非传染性疾病(Non-communicable Diseases,NCDs)在全世界范围迅速蔓延开来,并已成为人类健康面临的重要挑战之一[1]。据 2015 年《中国居民营养与慢性病状况报告》发布的数据显示,慢性疾病产生的疾病负担占总疾病负担的 70%,由慢性疾病导致的死亡人数占总死亡人数的 86.6%,它已成为危害我国国民健康的头号杀手。造成这种流行病学转变的主要因素之一便是人们的吸烟、饮酒、不当饮食等不健康行为。事实上,个体的不健康行为是导致很多健康问题产生的主要原因。世界卫生组织指出,100% 的健康是由 60% 的行为方式、17% 的环境、15% 的遗传和 8% 的卫生服务共同决定的。健康护理的概念从过去的以治疗为主转变为以预防为主,更加注重积极主动的健康促进,将重点放在了疾病预防和鼓励人们采取健康的行为上。因此,通过干预个体遵从医嘱、健康生活方式等积极健康行为进行疾病预防和控制,促进疾病的早期发现、早期诊断和早期治疗,已经成为国内外的共识[2]。

事实上,在个体的健康行为干预中,个体寻求和获得的医疗信息是决定他们采取何种行为应对疾病、维持良好健康状态的主要影响因素之一。医疗信息的获取途径有很多,包括专业的医疗服务机构,以互联网为代表的新媒介，以报纸、杂志等印刷媒体为代表的传统大众传播媒介，以及非专业的社交（家人、朋友、邻里、同事等）等。

其中，医疗服务机构长期以来都是人们寻求和获取医疗服务和医疗信息最直接的途径。然而众所周知，我国医疗资源短缺和配置不合理的问题持续存在，医疗资源配置呈现"倒三角"结构[3,4]。基层医疗资源的短缺和高层医疗资源的滥用，加重了以初级预防为主的慢性疾病防控的管理难题。为改善医疗系统的状况，2009年，由中共中央、国务院发布的《关于深化医药卫生体制改革的意见》，提出了建立以社区卫生服务为基础的新型卫生服务体系，开始了新医改的征程。随后一系列政策措施相继出台，建立全科医生制度、分级诊疗系统和双向转诊制度，旨在强化基层医疗卫生服务的网络功能，引导患者合理有序流动。此外，为缓解公立医疗机构的压力，"十三五"以来，政府颁布了各种政策来破除社会办医的隐形壁垒，鼓励私立医疗机构的发展。2017年1月，国务院印发《"十三五"卫生与健康规划》，提出放宽社会力量举办医疗领域服务机构的要求，支持社会力量以多种形式参与医疗和健康服务。近年来，我国民营医院数量持续增加，根据国家卫生计生委发布的数据，截至2019年年底，民营医院达到2.3万家，相对于2005年的3 220家，是后者的7倍。基层医疗服务机构条件的改善，民营医疗服务机构的蓬勃发展，使我国的医疗体系日趋完善起来。

与此同时，随着信息技术的发展，互联网已经成为除医疗服务机构外，人们寻求和获取医疗服务和医疗信息的另一重要途径。互联网的使用对很多发达国家的居民来说已经成为日常生活中不可或缺的一部分。截至2018年年底，美国居民中的网民人数已达到76.2%。早在2010年，Pew Internet Project和California Health Care Foundation就已经进行过相关的调查，显示美国约80%的网民有在网上搜索医疗信息的行为。根据2019年8月30日中国互联网络信息中心（CNNIC）最新发布的第44次《中国互联网络发展状况统计报告》显示：截至2019年6月，我国的网民规模已到达8.54亿，位居全球第一，互联网普及率已将近61.2%。紧跟时代和科技的进步，李克强总理于2015年的十二届全国人大三次会议上，首次提出"互联网+"行动计划，其中的"互联网+医疗健康"得到高度重视并迅速发展起来。随后，在《"健康中国2030"规划纲要》《国务院关于积极推进"互联网+"行动的指导意见》等一系列政策文件中,"互联网+"上升为国家层面的战略计划,对"互联网+医疗健康"计划的实施也做出了详细部署。此后,"互联网+医疗健康"加速落地,迎来了爆发式发展。艾瑞咨询在2016年发布的《2016年中国网民健康力提升报告》中也表明,我国八成以上的互联网用户对个人健康问题都表现出较高关注。互联网医疗的推广流行,使得医疗资源的获取途径日益多元化。

个体获取的医疗信息是影响其健康行为的决定性因素之一,随着医疗体系的完善、互联网医疗的发展,个体的寻医途径更加多样化,从不同途径获得的医疗信息对个体健康行为的指导也变得更加复杂。因此,在患者对医疗资源的寻求、获取以及利用的整个过程中,研究患者的寻医、就医以及遵医的各种行为决策过程,已成为医疗服务领域和学术界关注的热点。

1.2 研究目的和意义

患者从产生医疗需求到利用医疗信息的行为决策过程分为三个阶段。第一个阶段是患者确定寻医途径的阶段,包括患者对医疗资源获取途径的选择决策;第二个阶段是患者进入医疗系统后,对各种医疗信息和资源的获取阶段,这个阶段可能会涉及不同类型的临床决策;第三个阶段是就医后,患者如何利用获取的各种信息去指导自身的健康行为,健康行为既包括患者对医生建议的依从行为,即遵医行为,也包括吸烟、喝酒、饮食、运动等生活方式相关的行为。本书的健康行为,重点集中在对患者的遵医用药行为研究上。本书的医疗服务,目前只涉及针对门诊患者的各种类型医疗服务,不涉及住院患者。对患者医疗相关的行为决策进程如图1.1所示。

近年来,我国的医疗服务体系和医疗产业正经历新的洗牌。面对医疗市场的变革,从患者层面研究其就医前的寻医行为决策迫在眉睫。另外,国内外关于各种疾病防控和干预的实践表明,消极的健康行为是各种慢性非传染性疾病产生和迅猛发展的主要原因,因此,患者就医后,所获取的医疗信息会如何影响患者的健康行为,尤其是患者的遵医行为,也成为医

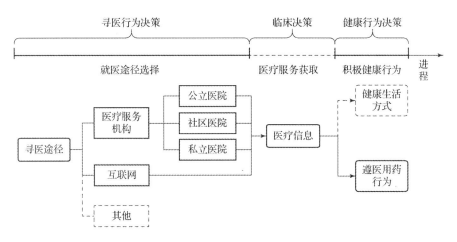

图 1.1 患者寻求、获取、利用医疗信息的行为决策过程

疗管理领域亟待研究的重点。考虑到就医过程中所涉及的行为决策大多为专业且复杂的临床决策,因此,本书主要讨论患者在第一阶段和第三阶段的行为决策,即就医前的寻医途径选择决策和获取医疗信息后的遵医用药行为决策。本书对推动医疗体系改革顺利进行,促进疾病干预和防治工作的发展和完善,并在医疗卫生服务体系改革过程中,制定出符合患者偏好和需求的政策,提高患者的就医体验,进而从根本上提高医疗服务质量和全民健康水平,具有很重要的理论和现实意义。

(1)理论意义

在理论方面,本书结合统计学、经济学、行为学、健康管理理论及方法,给患者的寻医行为和相关健康行为的研究提供了高效、可靠的科学依据和理论支持。本书立足于患者在寻医过程中多阶段决策的研究视角,揭示了就医前患者通过医疗服务机构、互联网两种途径寻医的行为决策过程,以及就医后患者的遵医和用药行为。具体来说,在患者的寻医行为决策方面,本书基于效用最大化理论,从变量选取、实验设计等方面进行了深入的探索与研究,构建了异质患者对不同类型医疗服务机构的选择决策模型,进一步构建了患者从互联网寻医的行为模型,分析了患者从传统医疗服务机构获取医疗服务的行为和障碍对使用互联网寻医的影响。本书的研究成果将丰富医疗服务管理理论体系,弥补传统就医决策行为模型的不足,提升就医决策行为模型结果的精度。在就医后患者的遵医用药行为研究方面，本书从健康促进生态学理论出发，充分结合消费者行为学以及行为医学，利用实验、数据分析等方法，构建了针对心血管疾病防控的患者遵医行为模型，并在此基础上综合考虑了医疗服务机构与互联网两种医疗信息获取途径的共同作用，更加全面地探讨了医疗信息对个体用药行为的影响。该研究结果在很大程度上丰富了医疗信息在相关健康行为中的理论研究。

（2）现实意义

在实践方面，本书从医疗服务和健康管理中存在的现实决策问题出发，基于实际数据，分别从总体和个体层面验证了寻医过程中患者对不同就医途径的选择偏好、影响因素，就医后获取的医疗信息对患者遵医用药行为的相关影响，对于国家医疗体系改革的顺利实施、个体积极健康行为的促进都具有非常重要的意义。从社会层面来说，目前以中国、美国等为代表的很多国家都面临着多重疾病威胁并存、各种健康风险因素普遍流行的复杂局面，慢性非传染性疾病的防治工作紧急且迫切，本书能够为健康促进项目的实施和疾病防控方面临床药物治疗的推广提供一定的决策支持。对这些问题及时有效的解决，不仅是实现全民健康的前提，也是社会经济可持续发展的基础。从国家层面来说，政策制定者在制定激励政策时通常缺乏理论的指导，实践环节往往不尽如人意，很多政策明明投入了大量的人力和财力，但并不能反映受众的意愿，达不到预期的激励效果。所以在改革初期，对患者选择偏好的研究是快速有效的政策效果检验方法，可以为医疗服务体系改革确定基准点，从而制定有针对性的需求管理战略，为医疗体系和健康产业的进一步发展明确方向。从个人层面来说，通过研究个体健康行为的影响，对于制定合理有效的干预措施，促进个体健康和自我健康管理，减少由不健康行为导致的疾病的发生和发展都具有十分重要的意义。

1.3 研究内容与方法

1.3.1 研究内容

基于全民健康热潮的国际大背景，本书在国内外寻医决策和健康行为研究的基础上，研究了就医前患者的寻医行为，获得医疗信息后患者相应的遵医行为、用药行为，并讨论了医疗信息对患者用药行为的影响。本书涉及的就医途径主要包括医疗服务机构和互联网两种。首先，针对患者从传统医疗服务机构寻求医疗服务的行为，构建了异质患者在医疗服务机构选择过程中的偏好模型；其次，统计了患者从医疗服务机构获取不同类型医疗服务的行为和获取医疗服务相关的障碍因素，分别构建了不同类型医疗服务获取行为对患者利用互联网寻医的影响模型，以及医疗服务获取的各种障碍因素对患者利用互联网寻医的影响模型；再次，对在医疗服务机构就医后的患者遵医行为进行了分析，构建了针对心血管疾病防控的患者遵医用药行为模型；最后，综合考虑了医疗服务机构和互联网两种来源医疗信息的共同作用，进一步扩展了心血管疾病防控的患者用药行为模型。具体来说，本书的研究内容如下。

（1）异质患者对不同医疗服务机构的选择决策研究

传统的医疗服务机构是患者获取医疗服务最主要的途径之一。近年来，国内医疗市场正经历重新洗牌，对不同等级公立医疗服务机构和私立医疗服务机构功能、职权的重新界定是目前医疗改革的核心议题之一。尽管目前所有的政策似乎都有利于促进医疗资源的合理分配和利用，但在中国特定的文化背景中，这是否符合我国患者的喜好仍是一个有待讨论的问题。另外，对医务工作者来说，确定病人对医疗服务的偏好也是实施"以患者为中心的医疗服务"的关键环节。本书分析了患者从医疗服务机构寻求医疗服务时，选择不同类型的医疗机构的决策过程，通过离散选择实验，构建了患者医疗服务机构选择的混合 Logit 模型。特别地，本书将公立医疗机构、私立医疗机构分别进行了等级划分，以探索医疗服务机构的等级水平对患者选择医疗服务机构的影响。同时，本书进一步考虑了医疗服务机构选择决策过程中个体的异质性，构建了异质患者医疗服务机构选择的潜类别模型，并通过仿真模拟了医疗市场中不同类型医疗服务机构的市场份额，为政策制定者提供强有力的实证依据。

（2）患者对社区卫生服务中心进行首诊的选择决策研究

近年来，通过不断的探索和努力，家庭医生签约服务取得了显著成效，但大多数签约患者很少在首诊时选择其签约的家庭医生。为此，政府正在努力实施进一步的应对措施，鼓励患者从基层医院寻求首诊。而这些对策的关键便是转诊,相关政策中,只有去基层医院进行首诊的患者才能从这些激励措施中受益。本部分对政策激励的效果进行了评估,探讨了我国现行财政和非财政激励政策及其对患者使用基层医疗机构进行首诊意愿的影响,关注这些政策的激励效应是否具有个体差异,考虑特殊群体的家庭医生签约的相关建议。通过实验与访谈,评估不同政策激励在全科医疗信任度水平不同、有无慢性疾病、对家医政策熟悉度不同、对风险的态度等不同的亚组中的差异作用,锁定目标群体,制定针对性策略。

(3) 医疗服务的获取及其障碍对利用网络寻医的影响研究

除了传统的医疗服务机构,新兴的互联网也是患者寻求医疗服务的一大来源。当患者从医疗服务机构获取医疗服务出现障碍时,患者很可能会延迟或者取消就医,导致医疗服务需求难以得到解决。另外,即使患者从医疗服务机构获取了医疗服务,也并不一定能够使医疗需求得到满足,同时,在就医过程中还可能会产生更多的医疗服务需求。对于这些在医疗服务机构就医时,医疗服务需求没有得到满足的患者,网络以其便捷性、及时性和内容的丰富性可以作为另一重要的寻医途径。本书将网络寻医行为从患者自我主导的医疗信息搜索行为、医生—患者之间的医疗信息咨询行为、同质患者参与的健康群组讨论行为三个层面进行了分类,运用 Logistic 回归,分别构建了不同类型医疗服务的获取行为对患者利用互联网寻医的影响模型,以及医疗服务获取的各种障碍因素对患者利用互联网寻医的影响模型,探讨了不同类型医疗服务的获取行为和各种获取障碍因素如何影响患者利用网络寻医的行为决策。

(4) 基于风险和时间偏好的患者遵医行为研究

心血管疾病给全世界造成了巨大的健康和经济负担,但有九成的心血管疾病都是可以通过预防进行控制的。其中,阿司匹林已成为心血管疾病药物治疗的基础疗法,但患者对药物治疗的依从性普遍较差,因此,急需研究相关遵医行为的影响因素。事实上,由于阿司匹林本身有副作用,在心血管疾病的防控中,权衡潜在药物不良反应的风险和药物治疗预期益处的原则仍然适用。而在结果不确定或者说存在风险的决策情境下,风险态度和时间偏好对个体行为产生的影响也引起越来越多的关注。本书首先总结梳理了现有遵医行为和用药行为的相关研究,明确了用药依从性的相关定义及分类,从个体的风险态度和时间偏好两个崭新的角度出发,改编了经典的多元价格列表实验,通过收集具有代表性的心血管疾病及高危人群样本数据,对个体风险态度和时间偏好进行了精确的测量。进一步,通过构建患者药物治疗的开始、停止、依从状态三种遵医用药行为模型,重点研究了患者本身具有的风险态度和对时间的偏好产生的影响。

(5) 医疗信息来源对个体用药行为的影响研究

医疗服务的获取途径有很多,通过不同的途径可能会得到不同的医疗信息,患者对所获得医疗信息的信任程度能够显著地影响他们的健康行为。从医疗服务机构获取的医疗信息对患者的行为决策具有重大的影响,从互联网获取的医疗信息也已被证明可用于指导患者的某些健康行为。同时,网上医疗信息的质量也备受质疑,很多不当的,甚至错误的信息与医疗服务机构所给出的医嘱建议出现矛盾,影响患者的决策和行为。基于此,本书以心血管疾病防控中患者的用药行为为代表,研究个体从不同途径获取的医疗信息对用药行为的影响。具体来说,当医疗服务机构与互联网两种医疗信息并存时,构建了网络来源医疗信息对个体遵医行为的影响模型;当没有医嘱时,构建了网络来源医疗信息对个体自主用药行为的影响模型。鉴于阿司匹林药物治疗在心脑血管疾病不同防控级别中的使用差异,本书进一步根据心血管疾病的防控级别对个体进行了分类,分析了网络来源医疗信息在一级和二级预防患者中的差异作用。

1.3.2 研究方法

本书在国内外寻医决策和健康行为研究的基础上,结合行为学、经济学、统计学、健康促进生态学和健康管理理论等,运用行为学实验进行数据获取、计量经济学等方法进行数据分析,研究患者的寻医、就医以及遵医的各种行为决策过程,具体研究方法如下。

(1) 离散选择实验法 (Discrete Choice Experiment, DCE)

离散选择实验是应用较广的陈述性偏好测量方法之一,可以有效地用于偏好行为的数据分析。该方法将患者置身于假设的问题或情境中,因此,可以通过前期的实验设计环节,精确地对所有感兴趣的变量进行描述。本研究的第3章中,由于无法获取患者医疗机构选择的实际行为数据,采用离散选择实验的方法进行患者医疗服务机构决策行为数据的获取。实验设计通过 SAS 软件进行。

（2）混合 Logit 模型（Mixed-logit Model）

混合 Logit 模型是常见的离散选择模型之一。当研究中各选择项的效用受到一些共同因素的影响，导致组成效用项的某个因素发生变化时，其他一些可替代方案的市场份额也会发生变化，这时，最广泛的是使用混合 Logit 模型来进行离散选择模型的构建与数据分析。混合 Logit 基于效用最大化理论进行数据分析与模型构建。第 3 章中，采用混合 Logit 模型分析患者对四类医疗机构选择的主效用，构建了患者对四类医疗机构的选择模型，通过 SAS 软件实现。

（3）潜类别模型（Latent Class Model，LCM）

潜类别模型也是一种改进后的离散选择模型。一般的离散选择模型假设，无法解释偏好行为的异质性，这会影响后续政策分析的真实性。而潜类别模型便是用于进行偏好异质性研究的工具之一，一般通过迭代算法进行极大似然估计，从而确定待估参数的值。第 3 章中，使用潜类别模型将异质患者划分为不同的亚组，实现异质患者对不同医疗服务机构选择的市场细分，通过 SAS 软件实现。

（4）多元价格列表实验（Multiple Price List，MPL）

多元价格列表实验的测量方法最初用于货币决策中个体风险偏好的衡量。实验中，参与者在两种选项之间做出一系列连续的选择，参与者从一个选项转换为另一个选项的转换点则被用来衡量风险规避程度。目前，该方法成为实验经济学风险偏好测量的主流方法。第 5 章中，通过对经典的多元价格列表进行改编，使其适用于医疗领域中风险态度和时间偏好的测量，从个体的风险态度和时间偏好两个崭新的角度出发，探讨其对患者药物治疗的开始、停止、依从状态三种用药行为的影响，通过 Stata 软件进行数据分析。

（5）Logistic 回归

Logistic 回归是一种典型的广义线性模型，从以往研究经验来看，Logistic 广泛地应用于分析对不连续因变量的选择问题。第 4 章中，两个模型中的被解释变量都是二元变量，所以运用 Logistic 回归分别分析了患者医疗服务的获取行为和障碍对患者使用互联网寻求医疗服务的影响。第 5 章所涉及的患者遵医行为也是二元决策问题，同样采用 Logistic 回归进行数据分析，构建了三个心血管疾病患者的遵医用药行为模型。所有数据分析工作均使用Stata软件进行。

1.4 主要研究点

本书针对患者寻求医疗服务过程中对就医途径的选择决策，以及获取医疗服务后面临的遵医用药行为决策等问题展开研究，主要的创新点体现在以下几个方面。

第一，构建了异质患者在传统医疗服务机构选择决策过程中的偏好模型，解析了医疗服务机构选择决策中各种属性因素的作用。

现有研究大多只关注患者对不同医疗服务机构的总体利用水平，而往往忽视医疗服务机构的各类属性因素的影响。本书在医疗服务机构选择模型的构建中，充分考虑了患者对医疗服务机构的各种属性的决策偏好，特别地，将公立医疗机构和私立医疗机构的等级水平纳入模型的构建中，强调了私立医疗机构的等级水平对患者选择决策的影响，并基于不同患者对医疗服务机构不同属性的偏好程度，区分了异质患者的选择偏好，从而提高了医疗服务机构选择模型的准确性。研究结果表明了医疗机构各个属性在医疗机构选择中的重要作用，以及异质患者对各个属性的差异偏好。

第二，拓展了患者利用新兴互联网寻医的行为决策模型，揭示了患者对不同类型医疗服务的获取行为和医疗服务获取的各种障碍因素对患者利用网络寻医的影响。

患者寻求医疗服务的途径有很多，其中医疗服务机构和互联网是使用最广泛的两个途径，但现有研究对患者从各个途径寻医行为的研究非常独立。本书将患者从传统医疗服务机构获取医疗服务有关的因素纳入互联网寻医行为模型的构建中，弥补了现有网络寻医行为的研究中仅从个体因素和网络相关因素角度进行讨论的缺陷。其中，患者从医疗服务机构获取医疗服务的相关因素从两个方面展开讨论：一是患者对不同种类医疗服务的获取行为；二是患者获取医疗服务过程中的各种障碍因素。该模型能够根据患者从医疗服务机构获取医疗服务的情况，确定互联网寻医的高需求群体，从而有助于针对性地提供容易获得、用户友好、更加精准的在线医疗资源。

第三，构建了心血管疾病患者的遵医用药行为模型，揭示了个体特异的风险态度和时间偏好在影响患者遵医用药行为中的重要作用。

目前遵医行为相关的研究中，对患者依从性的讨论并不全面。本书在之前研究的基础上，对患者的遵医行为进行了拓展，分别从药物治疗的开始决策、停止决策、依从状态三种行为决策的角度进行心血管疾病患者遵医行为模型的构建。本研究模型中对遵医行为的分析，还考虑了个体自身具有的风险态度和时间偏好两个新的影响因素。同时，考虑到风险态度和时间偏好的情境特异性，改编了经典的多元价格列表，使其适用于医疗领域中风险态度和时间偏好的测量，拓展了风险态度和时间偏好相关研究在医疗领域的应用。研究结果揭示了风险规避以及较高的时间偏好在患者的遵医用药行为中的消极作用。

第四，拓展了心血管疾病防控中个体的用药行为模型，发现了从不同途径获取的医疗信息对患者用药行为的差异影响，揭示了疾病风险因素在用药行为中的调节作用。

在现有个体用药行为的研究中，较少对患者已获取医疗信息的重要性进行评估，而在医疗信息指导其他健康相关行为的少量研究中，并没有对不同途径获取的医疗信息的综合分析。本书将个体从医疗服务机构和互联网两种途径获取的医疗信息同时纳入用药行为决策的模型构建中。除了医疗信息的影响，还考虑了心血管疾病在一级和二级预防中的用药差异，将个体的心血管疾病防控类型也纳入个体用药行为决策的分析中，通过个体的心血管疾病病史和患病风险因素对心血管疾病防控类型进行界定，揭示了在网络来源医疗信息对患者用药行为的影响中患病风险因素的调节作用。研究结果表明，阿司匹林在心血管疾病预防中既存在用药不足，也存在过度用药的行为，这取决于患者是否收到过医生的建议、患者的心血管疾病诊断病史，以及患者是否具有患病的风险因素。

第 2 章 文献综述

2.1 医疗决策相关研究

2.1.1 医疗决策中患者的选择偏好

在医疗市场中,患者可以被看作一类特殊的消费者,对特定医疗服务进行消费,医疗服务过程中的选择决策无处不在[5]。传统上,决策研究假定人们做出的选择是为了最大化预期效用[6,7]。临床医疗领域的决策问题通常很复杂,涉及我们日常生活中不习惯思考的问题,所以长期以来,临床决策往往是由医生直接做出的,很少咨询患者的意见,尤其当涉及危及生命的疾病时,每一个选择的风险都很高,决策的强度会被放大[8]。医疗决策中患者的很多期望目标是医疗团队无法衡量的,如果没有深入地了解病人对具体医疗服务的期望目标,医生可能会对病人的预期效用做出错误的假设[9]。例如,医生可能希望通过长期化疗减缓肿瘤进展,而患者可能期望的治疗目的是获得更高质量的健康,而不是长期化疗所承受的低质量健康状态换来的寿命延长。

随着患者要求参与医疗决策的意愿不断增强,这种医生主导性的医疗服务模式受到越来越多的质疑,医疗服务的家长式模式逐渐开始演变为"以病人为中心"的护理模式。该模式强调病人的个人经验与他们的疾病状况,需要结合心理和社会因素,并要求在医疗决策中要尊重和响应病人个人喜好,关注个人的需求、愿望和目标,确保病人价值观指导所有医疗决策过程[10]。提供"以病人为中心"的医疗服务已经成为当今医疗保健领域遵从的核心指导原则之一,一种新的医疗决策模式——共同决策应运而生[11,12]。在共同医疗决策中,患者和医生互为伙伴关系,从医生与患者之间的个人信息、医疗信息的双向交换开始,评估特定医疗决策的所有替代方案,并对健康状况、临床选择和结果偏好进行明确讨论,最后由医生和病人共同决定,以达成双方都同意的治疗方案[13]。

随着循证医学和共同决策时代的到来,世界各地的卫生组织、医疗服务机构和相关科研机构都在努力推广患者参与,对医疗服务中患者偏好的评估也引起了广泛关注[14-16]。部分研究评估了医生和患者在临床决策中的偏好差异[17]。也有研究探讨了患者对治疗方案的偏好与治疗过程所采用治疗方案的匹配程度对治疗效果的影响,发现治疗方案与患者偏好匹配的患者中,疾病症状改善方面的进展更快[18]。

2.1.2 医疗决策中的个体异质性

1956年,美国市场营销领域学者Smith首次提出了市场细分理论[19]。市场细分是将一个广泛的消费者群体根据某种类型的共同特征划分为不同的群体或细分市场的过程。在细分市场时,研究人员通常会寻找不同消费者所具有的共同特征,比如共同的需求、共同的兴趣、相似的生活方式、相似的人口统计学特征等,同一细分市场中的消费者对营销策略的反应相似。消费者的异质性是进行市场细分的前提,通过将市场划分为细分的群体,营销人员可以更有效地利用时间、资金和各种资源,以一种成本有效的方式瞄准特定的受众,从而降低无效营销活动的风险[20]。同时,在消费者行为理论中,消费者异质性的识别是解释消费者如何做出购买决策,进而有效地进行市场预测的基础[21]。早在1996年,Kamakura, Kim & Lee就通过有限混合Nest Logit模型研究了不同消费者群体在品牌选择上的差异,证实了个体异质性可以通过不同子群体间的特征差异进行反映,并通过交叉弹性分析,提出了针对各个消费者子群体的个性化营销策略[22]。

在医疗领域的决策中,当患者有强烈的偏好差异,以至于无法随机化时,就会出现一个棘手的问题:不同群体之间具有不同甚至可能截然相反的偏好,这种异质群体的参与就会限制结果的一般化,忽略偏好差异的研究会导致评估结果产生偏差[23-25]。因此,对医疗服务各个领域偏好异质性的研究也逐渐丰富起来。Harris等研究人员通过离散选择实验分析了澳大利亚急诊患者在选择急诊服务时,不同特征个体的偏好差异[26];Verelst 等研究人员发现,人们在是否进行疫苗接种的行为上存在显著的异质性,并且这种异质性在为自己和孩子决策时又表现出了显著差异[27];王稳和杨洋分析了个体的异质性如何导致医疗保险购买决策过程中的逆向选择行为[28]。

目前,患者异质性的研究大多停留在对各个医疗决策场景中异质性的识别阶段,通过患者异质性细分医疗市场的研究并不多见。其中,Goossens 等研究人员将慢性阻塞性肺疾病加重患者按照对医院和护理人员的不同偏好划分为四个潜在的亚组,从而量化了患者对早期辅助出院不同方面的偏好强度[29]。Hole 在患者进行全科医生预约方式选择情境中,根据患者的特征将其划分为三个异质群体,模拟了不同群体在对全科医生预约属性方面的差异性偏好[30]。

2.1.3 选择偏好的测量方法

偏好测量起源于19世纪60年代数学心理学的研究。最开始的偏好测量主要是通过采访消费者,以定性分析的方法来衡量消费者对商品或服务的偏好[7]。近几十年来,随着偏好研究热潮的盛行,越来越多的偏好测量方法被学者们开发出来。目前,依据偏好测量方法的不同,主要将偏好分为显示性偏好和陈述性偏好两大类。显示性偏好是通过观察消费者做出的实际购买行为来构建偏好模型[31,32]。而在医疗领域,一方面,由于医生和患者之间的代理关系和信息的不对称,患者的实际行为不太可能仅基于其个人偏好[33];另一方面,医疗市场中的医疗保险制度使患者很少直接面对市场价格[34,35]。因此,在医疗决策中,显示性偏好在反映患者真实需求方面有一定局限性。

陈述性偏好则是利用陈述的方式来评估消费者对商品或服务的偏好[36]。该方法要求受试者对产品或属性进行排序或判断,或要求受试者从假设的选择集中进行选择,个体实际上没有做出任何行为上的实际反映,只是陈述他们会以这种方式行事。与显示性偏好相比,通过陈述性偏好分析个体的决策过程具有以下优势:①该方法将患者置身于假设的问题或情境中,因此,可以通过前期设计精确地对所有感兴趣的变量进行描述;

②由于医疗相关数据的隐私性，该方法可以通过适当的患者陈述收集到极难获取的医疗决策行为数据；③该方法不仅可以鉴别当前首选项的相关信息，还可以对首选项如何响应拟议的资源分配变化进行评估[36]。所以，尤其在医疗决策的行为研究中，陈述性偏好法是更为广泛使用的偏好测量方法[37]。

离散选择实验是应用较广的陈述性偏好测量方法之一，通过将受试者置身于模拟的特定产品或服务的市场竞争情境（如医疗服务机构选择），假定商品或服务（如医疗服务机构）可以由特定的属性（如医疗服务机构类型、等待时间、距离等）及其水平（如公立医院、私立医院）来定义，通过观测受试者对不同产品或服务的选择行为，从而分析受试者对不同产品或服务各种属性的决策过程[36,37]。与其他陈述性偏好测量方法相比，离散选择实验提供了一个简单且可视化的任务情境，更接近现实中的决策过程[38]。近年来，随着偏好测量的盛行，离散选择实验在实验设计和分析方法方面都取得了非常重大的进展。

具体来说，离散选择实验的实施过程可以分为四个阶段，如图2.1所示。

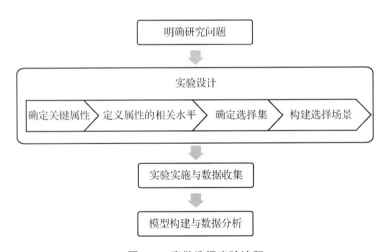

图 2.1　离散选择实验流程

由于可以通过实验设计人为构建虚拟产品或服务，控制模型中的自变量（属性），而选择实验本身信息符合又比较高，所以，为了得到更有效的参数估计量,实验设计环节是离散选择实验的核心环节。实验设计首先需要基于所研究问题,确定与研究情境相关的属性和水平,所选取的属性及其水平的组合用来刻画实验中考虑的假设场景[39]。针对研究问题已发表文献的总结归纳,是识别重要属性的有效方法之一。确定了属性和相关水平之后就需要对不同属性和水平进行组合,生成实验的选项集。其中,用于进行情境生成的完全因子设计虽然可以确保信息无损,但包含的选项过多,受试者难以在一个实验中完成,所以,目前实践中大多采用部分因子设计得到具有代表性的简化选项集[38]。用于部分因子设计的方法有很多,包括正交实验设计、随机本分因子设计、效用均衡设计法等。随着研究的深入,研究者们进一步开发了很多包含各种效率指标的实验设计方法,来提高设计优度。D 效率部分因子设计（D - efficiency Fractional Factorial Design）是其中较为流行的方法之一[40]。

假设在一个试验中有 N 个试验因素,x_1,x_2,$\cdots$,x_n,其矩阵表示为 $\boldsymbol{X}=(x_1,x_2,\cdots,x_n)^\mathrm{T}$,设线性模型为 $Y=\boldsymbol{\beta}^\mathrm{T}\boldsymbol{X}+\varepsilon$,则 D 效率定义为:

$$\mathrm{D-efficiency}=\frac{100}{N|(\boldsymbol{X}^\mathrm{T}\boldsymbol{X})^{-1}|^{\frac{1}{H}}} \quad (2.1)$$

其中,Y 为响应变量的预测值,H 为待估参数的数目,$\boldsymbol{\beta}=(\beta_1,\beta_2,\cdots,\beta_n)^\mathrm{T}$ 表示需要估计的 N 个参数向量,实验设计的目标为最小化参数估计中的方差—协方差矩阵,即 D 误差:

$$\mathrm{D-error}=|\Omega(\boldsymbol{\beta},\boldsymbol{X})|^{\frac{1}{H}} \quad (2.2)$$

但应注意的是,最终选项集中的所有选项的属性和水平必须在现实中是合理的,对于不合理的组合需要进行剔除。

最后,对选项集中不同的选项进行组合得到最终的实验选择场景。在医疗领域的研究中,离散选择实验通常采用二分法进行选择项的组合,即一个选择场景中有两个选项[41]。但目前对选择场景中不同选项的组合方式并没有统一的标准,通常的方法是对选项随机配对,或者使用一个最常规化的选项作为所有情境中的恒定比较选项[37]。此外,一般典型的离散选择实验要求展现给受试者的选择场景最多为 18 个,因为随着选择场景的增多,受试者的无聊感会增加,18 个选择场景被认为是受试者在一次实验中有效进行决策的最大值[42]。

离散选择模型可以有效地用于偏好行为的数据分析。该方法起源于20世纪70年代对数学心理学的研究,目前已在市场营销、交通出行、环境经济学评估等领域广泛应用,并于20世纪90年代初开始扩散到卫生经济学领域,成为一种典型的偏好测量工具[43-46]。离散选择模型以随机效用最大化理论为理论框架,认为所观察到的个体选择过程揭示了一个潜在的效用函数,并假设个体在选择的过程中会理性地评估每个选择场景中的不同选项,并在不同选项的属性及水平之间进行权衡,最终选择效用最大的选项[38,47-49]。

具体的效用模型如下所示:

$$U_{ni} = V_{ni} + \varepsilon_{ni} = \sum_{m=1}^{M} \beta_{im} x_{nm} + \sum_{l=1}^{L} \gamma_{il} z_{nl} + \varepsilon_{ni} \quad (2.3)$$

$$y_{ni} = \begin{cases} 1 & \text{if } U_{ni} \geq U_{nj} \quad \forall i \in J, i \neq j \\ 0 & \text{其他} \end{cases} \quad (2.4)$$

在包含 J 个备选项的选择中,个体 n 感知的备选项 i 的潜在效用为 U_{ni},U_{ni} 又可以分解为两部分:①系统效用 V_{ni}。该系统效用表示为 L 个可直接观测的个体变量 z_l($l = 1, 2, \cdots, L$)和 M 个属性变量 x_m($m = 1, 2, \cdots, M$)的函数,β_{im} 和 γ_{il} 分别为属性变量和个体变量需要估计的参数变量;②无法观测的随机误差项 ε_{ni}。在某个特定场景中,决策者 n 对选项 i 和 j 进行选择的结果变量为 y_{ni}。需要指出的是,由于随机误差项的存在,使得模型构建过程中存在一定误差,模型中的效用值不可能被完全准确地测定,在选择中,决策者不会固定选择某一类别,也就是说,只能判断某个决策者选择某类别的概率是多少[50]。对于 ε_{ni} 假设不同的分布,可以得到不同的离散选择模型,最终模型的结果为决策者 n 选择第 i 选项的概率。

常见的离散选择模型包括多项 Logit(Multinomial Logit,MNL)模型、混合 Logit 模型、Probit 模型等。若误差项 ε_{ni} 为独立同分布,服从 $\varepsilon_{ni} \sim N(0, 1)$ 分布,则为 MNL 模型[51]。MNL 是形式最简单的离散选择模型,由于技术门槛低、易于实现等特点成为现实中最常用的模型。但 MNL 模型存在以下缺陷:假定误差项 ε_{nj} 具有不相干方案独立性(Independence of Irrelevant Alternatives,IIA),IIA 假设认为任何场景中所有选项都是相等的替代品，受试者在进行决策时，选择任意两个选项概率的比值，仅与这两个选项的效用值有关，而与其他可选方案无关，其概率函数为：

$$P_{ni} = \frac{\exp(V_{ni})}{\sum_j \exp(V_{nj})} \qquad (2.5)$$

MNL 采用最大似然法进行未知参数的估计，设总体样本为 N，其似然函数表示为：

$$L(\beta') = \prod_{n=1}^{N} \prod_{i \in J} P_{ni} \qquad (2.6)$$

通过对该似然函数取对数求解便可得到参数 β_{im} 的极大似然估计量。

此外，决策者 n 对选项 i 和 j 选择概率的比值为：

$$\frac{P_{ni}}{P_{nj}} = \frac{\exp(V_{ni})}{\exp(V_{nj})} \qquad (2.7)$$

从式（2.6）中可以看出，选择概率的比值只与选项 i 和 j 有关，而与其他选项无关。这产生了一系列问题：①现实决策中，当选项之间存在相关性时，利用 MNL 进行建模就会导致结果产生很大的误差；②假定效用随机项是独立且服从同一极值分布（Independent and Identical Distribution，IID），但现实中，各选择项的效用会受到一些共同因素的影响，当组成效用项的某个因素发生变化时，其他一些可替代方案的市场份额也会发生变化[52]；③假定各选择项之间具有相同不变的交叉响应；④假设决策者具有同质性，因此，无法解释偏好行为的异质性。这些限制都会影响后续政策分析的真实性。

因此，许多学者做了大量工作，对 MNL 模型进行改进，分别通过放松 IIA 假设、放松 IID 限制和允许偏好异质性的存在放松决策者同质性假设等方式，来增加模型的现实可用性，Probit 模型、广义极值（Generalized Extreme Value，GEV）模型、巢式 Logit（Nest Logit，NL）模型、异方差极值（Heteroscedastic Extreme Value，HEV）模型、混合 Logit 模型、潜类别（Latent Class，LC）模型等都是改进后的离散选择模型。图 2.2 对主要的改进方法进行了总结[38,53]。

由以上综述可以看出，学者们对医疗决策中患者选择偏好的研究已经比较丰富，但目前的研究主要集中在患者进入医疗系统后的临床决策，对进入医疗系统前的就医途径选择决策的研究还相对较少；此外，尽管市场

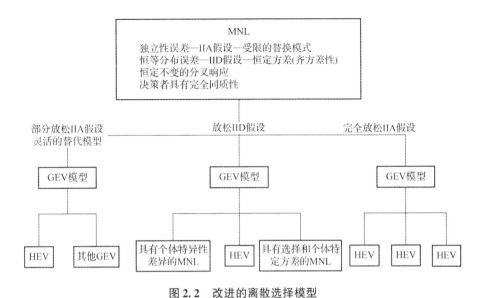

图 2.2 改进的离散选择模型

细分在市场营销领域已经相当成熟,但在医疗决策中还鲜有学者涉足对患者的细分。而这些问题对探索患者在整个医疗服务体系中的行为决策至关重要。

2.2 寻医行为相关研究

2.2.1 医疗信息寻求行为概述

(1) 医疗信息寻求行为的定义

医疗信息是与个体身心健康有关的所有信息,既包括疾病相关数据,如病历等,也包括营养、养生、饮食、保健、健康教育和咨询等方面的医嘱、建议等信息。20世纪90年代中期,随着信息时代的到来,医疗健康数据的存储逐渐规范化,随后,自我管理的健康管理理念,以及健康促进和疾病预防为主的健康护理模式不断强化,对患者医疗信息寻求行为(Health Information Seeking Behavior,HISB)的研究掀起了健康管理领域研究的热潮,其研究重点是患者是否寻求、如何寻求医疗信息,以及获取医疗信息后如何管理自身的医疗信息[54,55]。目前为止,医疗信息寻求行为的概念并没有统一的解释，表 2.1 对文献中医疗信息寻求行为的定义进行了总结。

表 2.1 医疗信息寻求行为的定义

作者	定义
Corbo-Richert, Caty 与 Barnes (1993)[56]	试图获得、阐明或确认健康相关信息的言语或非言语行为
Baker 与 Connor (1994)[57]	为满足查询而进行的任何相关活动
Loiselle (1996)[58]	一种患者用来管理自身与健康相关指标之间的权衡的自我调节策略，其目的是用以平衡信息结果所带来的有意帮助和为此所需个人成本
Conley (1998)[59]	一种语言或非语言行为，用于获取、阐明或确认关于特定健康事件或情况相关的知识或信息
Rees 与 Bath (2000)[60]	以问题为中心的应对策略，有时被个体用来应对威胁情境
Czaja, Manfredi 与 Price (2003)[61]	个人从各种来源寻求与健康有关的信息的行为
Lambert (2007)[62]	是包括概念自身特点、实施情况及结果三方面内容的行为
Manafo 与 Wong (2012)[63]	个体在获取、澄清或确认针对特定健康事件或情境相关的知识或信息的过程中表现出来的语言或非语言的行为

(2) 医疗信息寻求的途径

医疗信息的传播途径主要有两种：人际传播和媒介传播。人际传播是通过人和人之间面对面的交流进行的，包括医疗服务机构和非专业的社交（家人、朋友、邻里、同事等）。媒介传播也可以分为两种：以报纸、杂志等印刷媒体为代表的传统大众传播媒介和以互联网为代表的新媒介。从医疗服务机构获取医疗信息，长期以来都是患者寻求医疗信息的主要途径，也是影响患者采取健康促进行为的关键动力[64]。随着信息技术的发展，医疗信息的媒介传播途径变得日益多样化，传统的大众媒体正逐渐被互联网和新媒体取代。互联网以丰富的信息量、便捷的获取途径、低廉的成本等特点，成为除医疗服务机构以外获取医疗信息的另一重要途径，吸引了越来越多的受众[65]。

2.2.2 医疗信息寻求行为模型

从信息寻求行为理论的角度来看，对医疗信息的需求是患者发生医疗信息寻求行为的驱动力[66,67]。个体产生健康信息寻求行为的需求主要分为三个情境：①应对健康威胁，即个体通过寻求健康信息以应对压力情境；②参与医疗决策制定，即当患者处于医疗服务的进程中时，需要寻求相关信息以理解医护专业人员的相关医疗决策；③行为改变和预防，即通过获取相关健康信息，指导健康行为，对个体健康产生积极正面的影响[68,69]。事实是，从需求产生到行为的发生还受到很多因素的影响[66]。为了研究人们如何寻找信息，从而制定干预措施来帮助患者进行更合理有效的信息寻求，学者们对医疗信息寻求行为的具体过程进行了探讨。下面选取两个代表性的理论模型。

较早的信息寻求模型的研究包括1984年美国学者Elizabeth R. Lenz提出的模型，将信息寻求的过程概念化为决策过程的一部分，探讨了信息寻求过程对行为和认知结果的影响，如图2.3所示。在该模型中，作者预测了不同健康寻求行为的影响因素，并在此模型的基础上，进一步讨论了将患者视为健康相关信息的主动寻求者而非被动接受者的护理理论以及相关健康护理研究的策略。

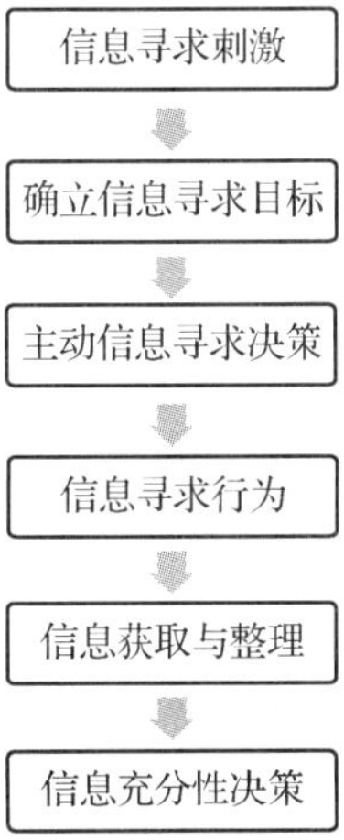

2001年，Johnson，Andrews 与 Allard 以癌症信息寻求为例，提出了信息寻求综合模型[70]。该模型通过分析个体的人口统计学特征、直接经验、显著性和信念等因素，以及个体所处的信息领域，来探索个体的

信息寻求刺激
↓
确立信息寻求目标
↓
主动信息寻求决策
↓
信息寻求行为
↓
信息获取与整理
↓
信息充分性决策

图 2.3　Lenz 信息寻求模型

信息寻求行为。信息寻求综合模型的各个阶段阐明个体患者在不同的情境中寻找什么样的癌症基因信息。该模型还可以用作创建干预策略的框架，信息管理相关的专业人员可以使用这些策略，帮助指导患者成为更有自我效能的医疗信息寻求者。

2.2.3 网络信息寻求行为研究

随着互联网和信息技术的发展，网络以其空前庞大的信息量及种类繁多的信息内容影响着网络用户日常学习、生活、工作的方方面面。Bei 等研究人员发现，网络信息对消费者的产品搜索和体验都会产生影响[71]；Mo 等研究人员收集了400家淘宝店的在线评论，基于 S－O－R 模型（刺激物—组织—反应模型），研究了在线评论对消费者购买行为的影响[72]；Xiang 的研究构建了旅客利用互联网信息进行旅游规划的相关行为模型[73]；Sadler 等研究了网络信息对毕业生就业工作选择的重要作用[74]。

在医疗服务方面，从网络医疗信息的需求、内容、影响因素、对个体健康行为影响等方面也都开始出现了相关研究。尤其是在个体从网络寻求医疗信息的影响因素方面，个体的年龄、性别、教育背景、婚姻状态、种族、经济社会地位、健康素养、健康状况、自我责任感、互联网的使用情况、网络的可及性、社会支持等组织和环境因素等都与网上医疗信息的搜寻行为有关[75-80]。

另外，网上医疗信息的质量也受到了质疑。一些人甚至认为，这些信息可能会导致患者做出与医嘱建议不一致的决定[81]。在互联网出现之前，患者对医嘱的依从性更好，而受到网络医疗信息的影响，很多患者会出现拒绝医生建议或终止现有治疗方案的行为，这些行为对患者的健康有害无益[82]。之后，越来越多的研究表明了不准确、低质量的医疗信息会导致病人对医嘱的依从性降低，对患者健康结果产生消极影响[81,83]。

本节对患者寻医行为的相关研究进行了归纳分析。综上所述，现有文献中对患者寻医行为模型的构建并没有区分医疗服务的获取途径。事实上，患者寻求医疗服务的途径非常丰富，对患者从传统医疗服务机构寻医相关的研究由来已久，但对患者使用新兴互联网寻求医疗信息的研究仍然有很大的探索空间。

2.3 医疗服务获取相关研究

2.3.1 患者对医疗服务的获取行为

医疗服务的获取是全世界共同面临的一个紧迫的公共卫生问题。在较早将"获得服务"这一概念引入到医疗领域的研究中，Penchansky 与 Thomas 将其定义为表示客户端和系统之间的"适合度"，反映了患者和医疗系统之间具体的配合程度[84]。患者获取医疗服务的程度与根据需求及时获取医疗服务有关，反映了患者和医疗服务系统之间具体的配合程度，在文献中通常以"医疗服务的可及性"来表示。美国医学研究所将"医疗服务的可及性"更通俗地定义为"可以及时使用医疗卫生服务，以实现最佳治疗的可能结果"[85]。

患者对医疗服务的获取行为是指患者对某种特定医疗服务的使用或利用，一定程度上反映了居民对医疗服务的实际需求与当地政府、社会的医疗资源供给之间的关系。事实上，个体对医疗服务的获取行为是用来描述个体一种行为决策的客观指标，反映了个体将对医疗服务的需要转换为有效需求的行动过程。早在 1968 年，Andersen 就最先提出了医疗服务获取的行为模型，对患者获取医疗服务的行为模式进行了讨论[86]。之后的研究都是在此基础之上发展起来的。

现有文献中对影响患者获取医疗服务的因素的研究已经相当丰富，包括：患者的就医需求；人口经济学因素，如性别、年龄、学历、收入等；环境因素，如交通状况、地理位置等；组织机构相关因素，如药物设备情况、技术水平、服务质量等；政策因素，如医疗保险、异地就医，个体的健康信念、健康素养、对医疗服务的态度、价值观等[87-89]。例如，Pálsdóttir 依据消费者在医疗服务获取过程中的差异行为，划分了四个异质群体，讨论了各个群体在健康自我效能、健康信念和健康行为方面的差异[90]。Bundorf 等研究人员调查发现，有慢性疾病、没有保险、距离医疗服务机构较远的患者比没有慢性病、有保险、距离医疗服务机构较近的患者及时获取医疗服务的可能性更大[91]。

在患者获取医疗服务的结果方面，大量研究已证实，通过及时有效的医疗服务获取,可以产生很多可观的健康结果。通过就诊过程中与专业医务人员的沟通交流,患者可以对自身的健康状况有更清晰的认识,降低住院率,达到更好的治疗结果,并且整个医疗系统的运作效率也可以得到提高[92]。而医疗服务的使用不足不仅会导致医疗支出的增加和医疗服务质量的降低,也会影响整个医疗系统的公平和效率[93]。

2.3.2 患者对医疗服务的获取障碍

研究表明,患者对医疗服务的需求估计值与服务的使用率之间通常存在巨大差距,也就是说,很多患者在产生医疗服务需求时,并不会及时进行医疗服务的获取,这种差距通常与医疗服务的获取障碍有关[94]。医疗服务的获取障碍是指阻碍患者及时获取医疗服务的相关因素。这些障碍因素会严重影响医疗服务的可及性,不仅导致患者所接受的医疗服务数量差异,而且也影响他们所接受医疗服务的内容、质量和连续性[95]。医疗领域管理者已将消除患者医疗服务获取的障碍因素视为增加医疗服务利用率的有效途径之一[85,96],相关的研究也试图解决不同人群在获取医疗卫生服务方面的差距[97]。

文献中对医疗服务获取障碍的内容和分类依据不尽相同。1981年,Penchansky 和 Thomas 首次提出患者寻医障碍的五维度分类法:可及性、可支付性、可接受性、可用性及适用性[84]。这五个方面共同反映了医疗系统与个人需求之间的供需平衡关系[98],其相关概念及分类如表2.2所示。随着对医疗服务获取障碍研究的深入,越来越多的学者开始对医疗服务获取的障碍因素进行全面的梳理统计,为就医障碍与患者就医行为模式之间的关系研究奠定了基础[99-102]。

表2.2 就医障碍的五维度分类

类别	定义	具体因素示例
可及性障碍(Accessibility)	供应方地理位置和需求方地理位置之间的关系	缺乏交通工具、距离太远
可支付性障碍(Affordability)	供应方服务的价格与需求方的支付能力的关系,反映了患者对医疗服务的支付能力和支付意愿	无医疗保险、就医费用过高

续表

类别	定义	具体因素示例
可接受性障碍（Acceptability）	需求方对供应方的特征、实践特征等的期望与现有服务对象的实际特征之间的关系，反映了患者对医疗服务机构个人和专业特征的态度和期望	医护人员态度恶劣、文化认可度不足、宗教信仰差异
可用性障碍（Availability）	供应方现有服务和资源的数量和类型与需求方的需求量、需求类型的关系，也包括患者自身对医疗系统的使用能力和知识水平的能力	缺乏药品、仪器设备、患者自身理解和认知障碍
适用性障碍（Accommodation）	供应方为客户提供资源或服务的方式与客户对相关方式适应程度之间的关系，反映了需求方对供应方资源组织形式的满意程度	难以预约、等待时间过长、营业时间冲突

然而，目前大部分文献对寻医障碍的讨论都不全面，只包含以上五个维度中的部分内容。尽管有少量研究对五个维度的障碍类别都有所涉及，但对各个维度内具体影响因素的讨论也并不全面。本书选取部分研究汇总在表 2.3 中。

表 2.3 就医障碍统计研究中对五个维度的研究情况

相关研究	可用性	可及性	适用性	可支付性	可接受性
Feist 等（2010）[103]			√	√	√
Jiwa 等（2013）[104]		√	√		
Peters 等（2008）[85]	√	√		√	√
Call 等（2014）[101]		√	√	√	√
Jacobs 等（2012）[105]	√	√		√	√
Keating 等（2009）[106]			√	√	√

续表

相关研究	可用性	可及性	适用性	可支付性	可接受性
Kollannoor-Samuel 等（2012）[107]	√	√	√	√	
Cristancho 等（2008）[100]	√			√	√
Taylor 与 Salyakina（2019）[95]	√	√	√	√	
Scheppers 等（2006）[108]	√	√	√	√	√
Kamimura 等（2018）[109]	√	√	√		√

综上所述，患者对医疗服务的获取及利用不仅能够影响机体的健康状态，也会对患者后续的健康行为产生直接影响。那么患者从医疗服务机构获取医疗服务的行为是否会影响他们利用互联网寻求医疗服务的行为？当患者从医疗服务机构获取医疗服务出现障碍时，是否又会促使他们通过互联网寻求医疗服务？基于此，分别研究患者对不同类型医疗服务的获取行为和获取医疗服务过程中的各种障碍因素如何影响患者使用互联网获取寻医的行为十分必要。

2.3.3 家庭医生与分级诊疗制度

2009年新医改开始，政府在医疗领域投入大量的财力、物力，提升了医疗保险的覆盖率，同时也强化完善了初级卫生医疗体系的基础设施，同时引入了家庭医生及社区服务理念。社区卫生服务是将基本医疗与基本公共卫生服务融为一体的、经济有效、连续快捷的基层卫生服务。它是由政府领导，社区参与，并在上级医疗卫生机构的指导下，以CHIs（基层医疗服务机构）的全科医师为主体，将社区资源与适宜技术相结合，以解决社区居民的主要卫生问题，满足其基本卫生服务需求。社区卫生服务以社区为范围，以弱势人群为重点服务对象，以解决常见病、慢性病为主，强调预防为主，致力于将预防保健落实到个人及其家庭，从而提高社区居民的整体健康水平。

全科医生，是社区居民健康服务的主要提供者。全科医生需要具备全面基本的诊疗技能和医学知识，向社区的每个成员提供连续、综合的医疗照顾、健康管理及预防保健服务。全科医生作为基层医疗卫生机构的核心组成部分，承担着疾病预防、康复、健康教育、弱势人群和残疾人健康保健，及常见（多发）病的诊疗、计划生育服务等职责，其综合素质的高低对社区卫生服务水平起着决定性作用。此外，全科医生还承担着患者的转诊工作，需要帮助患者制定适宜的诊疗程序并提供诊疗方案，解决医患之间信息不对等问题，对控制医疗费用、促进资源的合理使用起着重要作用。

社区首诊制的概念主要来自国外"守门人"（gate-keeper）制度的理念，实际上守门人制度包括了两部分，即社区首诊制和双向转诊制[110]。社区首诊制是指社区居民生病后需要就诊时，须先在CHIs进行诊疗，若有需要，再由全科医生将其转诊到上级医疗机构接受进一步治疗；除急诊外，患者未经转诊而自行去上级医疗机构就诊的，其费用不予报销。双向转诊制是指医生依据患者病情的需要而进行的医疗机构之间的转诊治疗过程。社区首诊制和双向转诊制相辅相成，是实现分级诊疗的前提条件。实施社区首诊制的意义在于有效分流患者，合理利用卫生资源，有利于我国"看病难、看病贵"这一问题的缓解。社区首诊制能够适应我国老龄化和城镇化的需求，改善流动人口的健康状况，并有利于减少综合医院和专科医院的诊疗压力，促进医疗资源在各级医疗机构的合理配置[111]。

从1984年开始，国内陆续有学者对家庭医生服务进行研究，当时关于家庭医生服务的研究主要是介绍国外一些推行家庭医生服务的国家实施的情况，早期的研究主要集中于对家庭医生制度试点工作的实施效果、服务现状、运行机制及团队模式的分析；2009年，中共中央国务院《关于深化医药卫生体制改革的意见》的发布，掀起了新一轮的医疗卫生体制改革的浪潮，新政策的出台成为一个风向标，学术界关于家庭医生签约服务的研究氛围愈发浓厚，此后随着各地家庭医生服务试点工作的开展，关于家庭医生服务的研究也从国外转向国内；2016年，国家出台《关于推进家庭医生签约服务的指导意见》，文件首次出现"家庭医生"的表述，此后，学术界关于家庭医生签约服务的研究如雨后春笋涌现，由于国外推行家庭医生服务时间更长，关于家庭医生的研究更多倾向于借鉴国外经验来提升国内家庭医生服务质量。王妮妮等学者以浙江省为对象，研究了家庭医生服务的签约状况，分析了影响家庭医生制度推广的原因[112]；芦炜等学者对上海地区家庭医生服务的签约效果进行了统计分析[113]；李莓等学者对完善和建立家庭医生服务的运行机制展开了探讨；王彤等研究人员对北京市家庭医生服务的现有状况进行了研究，为基层医院家庭医生今后的发展方向提供了对策[114]。

1948年，英国在全球范围内率先推行家庭医生签约服务，建立覆盖城乡全科诊所保健制度，全民免费医疗是其国民保健体系最大的特点。经过70多年的发展，英国的家庭医生签约、社区首诊等制度不断趋于完善。世界卫生组织认为，家庭医生签约服务是"最经济、最适宜"的医疗卫生服务模式。目前该服务在全球五十多个国家和地区推行。国外对家庭医生服务的研究主要包括：关于家庭医生职责和角色的研究，关于影响家庭医生服务因素的研究。Doberty等学者提出，家庭医生应当能够提供五种水平的家庭医生签约服务，即"关注""答疑""爱心与支持""评估与干预""家庭治疗"。Paine等学者认为家庭医生服务应当秉承"以病人为中心"的理念。国外的研究对于家庭医生的定位清晰，明确家庭医生不是初级医生，除了具备专科医生的诊疗能力外，还能提供保健、康复、心理指导等服务，因此，应当重视家庭医生的社会地位，才能更好促进家庭医生签约服务的发展。Mohammad等学者认为，对于家庭医生来说，其最常见的相关因素是可用性领域，包括单个工作班次，周末休假。然而，对于专家来说，医生不愿意发布推荐表格被认为是不满的主要因素。接受医生助理服务的漫长等待时间和药房延迟药物输送是与不满意相关的其他突出因素。Mohammad等学者认为，对家庭医生服务不满意的最常见原因是缺乏服务的变化和质量以及工作人员，特别是医生的不当行为。

2.4 健康行为相关研究

2.4.1 健康行为概述

健康行为定义为任何为预防或检测疾病或提高整体幸福感而采取的活动，包括医疗服务的使用（如：寻医行为、接种疫苗、疾病筛查）、遵从医嘱、健康的生活方式等[115]。学者们对健康行为的研究源于以下假设：

导致死亡的主要原因中有很大一部分可归因于个人的行为，而且这种行为是可以改变的[115,116]。现在，人们普遍认识到，个体可以通过采取增进健康的行为和避免有损健康的行为来促进健康[117,118]。健康相关的每一种行为都在不同程度上受个人的控制，并会对个人的健康产生直接或长期的影响。

几十年来，健康行为学的研究重点一直放在确定预测健康行为的因素上[119-121]。流行病学相关研究显示，个体健康行为具有很大的个体差异，而解释个体差异的方法主要分为两类，一类是考察个人内在因素的方法（例如，社会人口因素、个性、社会支持、认知），另一类是考察个人外在因素的方法（例如，对烟草和酒精征税、补贴体育设施、禁止危险物质、对不系安全带的经济处罚）[122]。另外，许多研究已经检验了健康行为和健康结果之间的关系，积极的健康行为与较低的发病率和较高的存活率相关[123,124]。这些发现引起了学者们对健康促进的兴趣，相关研究集中在如何改变这些行为以促进疾病预防和个体健康上。

事实上，患者所获取的医疗信息能够显著影响他们的健康行为，通过对所获取的医疗信息的鉴别和使用，患者很可能改变相关的健康行为。Newton，Asimakopoulou 和 Scambler 研究了糖尿病患者获取了有关自身状况的健康信息后，如何用于自我护理，发现相关信息对患者如何开展糖尿病的自我管理有很大的影响[125]；魏永婷发现，主动了解相关医疗信息的癌症患者，对自身疾病的认知水平明显高于非主动寻求医疗信息的患者，这些医疗信息的主动寻求者在治疗过程中的积极性和遵医行为显著提高，从而在一定程度上可以减少不良药物反应[126]。

2.4.2 遵医行为相关研究

遵医行为是个体的健康行为之一，文献中通常以依从性（Adherence）描述病人正确遵循医嘱的程度。医学上最常见的依从性是指药物依从性，也适用于医疗设备的使用、自我保健、自我指导的锻炼或治疗等医疗过程。世界卫生组织将药物依从性定义为"一个人的行为在多大程度上符合卫生保健提供者给定的建议"。较差的药物依从性会对个体健康产生非常消极的影响，与生活质量降低、无效的疾病治疗等都有关系，甚至会导致死亡。药物治疗依从性差也与重大的社会成本有关[127]。据统计,美国每年有超过 3 000 亿美元的医疗费用是由于药物治疗依从性差造成的,占总医疗费用的 10%。越来越多的证据表明,药物依从性差的现象普遍存在,统计显示,大约有一半的慢性病患者没有按照医嘱服药。

鉴于依从性对个体健康的重要性,学者们对不同情境中依从性的评估、影响因素及提高方式等都进行了相当丰富的讨论。研究表明,药物依从性受多种因素影响,包括社会和经济因素、病人相关因素、治疗相关因素、疾病状态相关因素、医疗系统相关因素。图 2.4 总结了药物治疗依从性的相关影响因素[128]。

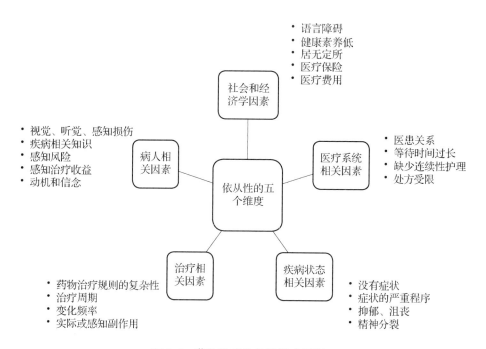

图 2.4 药物治疗依从性影响因素

近年来,心血管医学在开发风险有益和成本有益的诊断、预测和管理战略方面取得了重大进展,使心血管疾病发病率有了实质性降低,但研究表明,在心血管疾病预防中,药物治疗的依从性仍然较差[129]。然而,目前对成年人中使用低剂量阿司匹林进行心血管疾病预防的数据有限,所以,目前发表的大多数研究都集中在心血管疾病临床住院和门诊设置方面，并与出院后阿司匹林的使用建议或评估有关[130]。

随着互联网的迅速发展，网络的医疗信息是否会对个体的用药行为产生影响？网络医疗信息与来源于医疗服务机构的医疗信息哪个更具有影响力？本书将在现有研究的基础上探究以上问题。

2.5 国内外研究现状总结

对患者寻医行为和健康行为的研究一直都是健康管理领域研究的重点和热点，也取得了很多突出的研究成果，但其中仍然有很多问题值得进一步探索。

首先，学者们对患者选择偏好的研究偏重于就医过程中患者的临床决策，目前有部分文献利用显示性偏好方法对患者就医前医疗服务机构的选择进行了探讨，但由于各国之间医疗体系的差异，其指标的选取与我国医疗市场的现实场景有一定差异。并且显示性偏好数据只能进行事后行为结果分析，其过程有很多不可控的变量难以衡量和观测。这些为我们运用陈述性偏好的方法来模拟符合我国国情的医疗市场结构，从而探索我国患者在就医前对不同医疗服务机构的选择提供了非常大的启示。

其次，患者寻求医疗服务的途径非常丰富，但现有文献对医疗服务不同获取途径的研究相对独立，缺乏整合不同途径的研究。一方面，患者对医疗服务的获取及利用会对他们的各种健康行为产生影响，但从医疗机构获取医疗服务的行为是否会影响患者从其他途径获取医疗服务仍是未知的；另一方面，患者从医疗机构获取医疗服务时出现的障碍会降低医疗服务的可及性，这些障碍很可能导致患者通过其他途径寻医，来满足必要的医疗服务需求，但现有文献并没有相关报道。因此，急需研究患者从医疗机构获取不同医疗服务的行为和各种障碍因素对患者利用网络寻求医疗服务的影响。

再次，就医后，来源于医疗服务机构的医疗信息（如医嘱）对患者健康行为的重要作用早已不言而喻，鉴于遵医行为对个体健康及社会层面的重要作用，进一步从不同层面挖掘患者对医嘱的依从性是十分必要的。而现有文献中并没有对阿司匹林用药依从性行为的具体研究。因此，针对心血管疾病的药物防控，研究患者对阿司匹林药物治疗的依从性迫在眉睫。

最后，基于目前网络来源的医疗信息质量的差异，其对个体健康行为的影响也引起了广泛的讨论，但还没有研究报道网络医疗信息对患者遵医行为的影响，并且，医疗服务机构和互联网两大来源医疗信息并存时，会如何影响个体相关的用药行为，也是非常值得进一步探讨的。

第3章 异质患者对不同医疗服务机构的选择决策研究

3.1 引言

寻医过程中患者对医疗服务机构选择的重要性不言而喻，因此，很多学者也围绕相关问题展开了研究。在不同情境下患者对医疗服务机构的选择偏好有所不同，由患者的就医需求、个人特征、医疗服务特点和卫生政策共同决定。在我国，医疗保险政策对患者的就医行为具有显著的影响，研究表明，通过对医疗保险补偿政策进行差异化处理，能够吸引更多的居民到基层医疗服务机构就诊[131]。国外也有很多关于医疗服务机构选择的研究，例如 Brown 等研究人员测量了新西兰居民对公立医院和私立医院的选择偏好，发现影响患者选择医院的决定因素是医院的性质，整体而言，受试者选择公立医院的可能性远高于私立医院[132]。但不同国家的医疗卫生系统有很大的差异，并且受文化历史、政策等因素影响，不同国家的患者对医疗服务机构的选择偏好并不具有一致性，例如美国居民更喜欢私立医院，而英国患者更喜欢公立医院[133]。

在中国的医疗体系中，是否就医以及选择哪家医疗服务机构就医很大程度上是由患者自主决定的，这些选择主要受个人偏好、疾病严重程度和经济能力的影响。由于患者对医疗服务机构的选择有很大的自由，大多数人倾向于选择声誉良好的大医院，而并不考虑自身的病情需要，这在很多研究中都已得到了证实[134,135]。为了提高医疗服务效率，政府出台了一系列政策。例如，医联体的建设和分级诊疗制度实施，将一所三级医院与几所二级医院和若干社区医院联合起来，以高级医院带动基层医院，通过分级诊疗系统满足不同的就医需求，有助于更合理地利用医疗资源。此外，由于我国政府长期以来对民营医疗机构发展的限制，传统的私立医疗机构大多以小诊所的形式存在，医疗服务质量得不到保障[136]。而随着政府对民营医疗机构各种建设壁垒的解除，私立医疗机构的发展迎来了新一轮热潮，部分私立医疗机构开始定位到高端医疗市场。目前，很多高端的私立医院已拥有比较先进的医疗技术和专业的医护人员，通过提供更加便捷周到的服务逐渐赢得了越来越多的市场份额，同时，其价格通常也相对昂贵。图3.1汇总了2012—2019年我国公立医院、私立医院以及社区医疗卫生服务中心的数量变化。截至2019年年底，我国民营医院总数已达到2.3万家，相对于2005年的3 220家，是后者的7倍，占医院总数的比例高达65%。

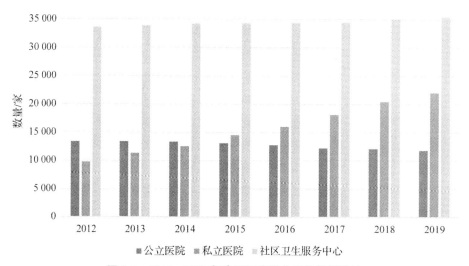

图3.1　2012—2019年我国医疗服务机构数量统计

国家出台的各种医改政策直接或间接地影响着患者对就医机构的选择行为，传统就医模式正在发生转变，同时也引发了一系列新的问题。例如，私立医院对高端医疗市场的定位是否符合中国医疗市场的发展导向？现阶段若在医联体中实施强制的基层医疗服务机构首诊制度是否可行？而医疗政策制定者对医疗服务的优化首先是要从患者的角度，考虑患者的选择偏好，因此，本章将从以下方面进行患者对医疗服务机构的选择偏好研究。

①患者对不同类型以及不同级别医疗服务机构的偏好；
②患者对医疗服务机构不同属性的偏好；
③患者对医疗服务机构及其相关属性偏好的异质性。

3.2 实验设计及数据收集

3.2.1 DCE 属性和水平的选取

本章采用离散选择实验的方法进行患者偏好的测量，旨在模拟门诊患者对具有不同特征的医疗服务机构进行选择的决策过程。为此，首先对国内外已有的相关研究进行了检索，将现有文献中所有涉及医疗服务机构选择和患者满意度的影响因素进行了汇总；随后，调查人员分别在不同等级的私立医疗机构和公立医疗机构进行调查，对正在候诊的门诊患者进行了访谈，收集了他们就诊时选择医疗服务机构的影响因素；最后，分别从公立医院和私立医院邀请了两名医护人员对现有的影响因素进行探讨和补充，得到了初始的属性和水平列表。

由于所涉及的影响因素较多，为了确定影响门诊病人选择医疗服务机构最重要的属性，同时方便进行实验设计，本研究招募了 31 名病人进行半结构式访谈，这些患者在近一个月内都有过医疗服务机构的就诊经历。参与者首先需要描述他们在选择医疗服务机构时认为重要的影响因素，然后，需要对初始属性列表中的属性进行重要性排序。在访谈中，超过一半的受试者表示，医疗服务机构的水平，不管是公立医院还是私立医院，都会对他们的决策产生重大影响。这与我们之前的假设一致，即将医疗服务机构简单地划分为公立医疗机构和私立医疗机构并不符合中国的医疗市场环境。最后，通过专家访谈评估了结果。

基于上述过程，本章确定了 6 个属性，最终的属性及其水平如表 3.1 所示。医疗服务机构的类型分为公立医疗服务机构和私立医疗服务机构两类，每类医疗服务机构又分成两个等级，最终的医疗服务机构包含 4 个水平：三级公立医院、社区医院、高端私立医院和私人小诊所。其余 5 个属性为候诊环境、就诊所需的等待时间、就诊时医务人员的服务态度、居住地与就诊医疗服务机构的距离、就诊所需的医疗费用，这 5 个属性水平的分类是在现有文献的基础上，通过专家及患者访谈进行了适当调整，确保其场景的现实性和合理性。

表 3.1　医疗服务机构选择实验属性和相关水平分类

属性	公立三级医院	社区医院	高端私立医院	私人小诊所
候诊环境	安静、整洁 脏乱、嘈杂	安静、整洁 脏乱、嘈杂	安静、整洁 脏乱、嘈杂	安静、整洁 脏乱、嘈杂
候诊时间	<0.5小时 0.5~1小时 ≥1小时	<0.5小时 0.5~1小时 ≥1小时	<0.5小时 0.5~1小时 ≥1小时	<0.5小时 0.5~1小时 ≥1小时
服务态度	耐心、友善 冷漠	耐心、友善 冷漠	耐心、友善 冷漠	耐心、友善 冷漠
就诊距离	20 min 40 min 60 min	20 min	20 min 40 min 60 min	20 min 40 min 60 min
就诊费用	¥200 ¥400 ¥600	¥200 ¥400 ¥600	¥200 ¥400 ¥600	¥200 ¥400 ¥600

3.2.2　正交试验设计

基于上述属性和水平的讨论，实验设计环节包含两个约束条件：
①社区医院的距离限制在20分钟以内；
②公立三级医院的费用不低于社区医院。

通过 D 效率的分数因子设计，最终的结果包含 27 个不同的选择场景。为了减轻受试者在实验过程中的认知压力，进一步将 27 个选择场景分成了三个大组，形成三版问卷，每版问卷包含 9 个选择场景，在第 9 个选择场景之后都增加了一个选择场景，与第二个选择场景相同，作为检验问卷有效性的指标。此外，问卷还包含了一些其他可能影响医疗服务机构选择决策的测量因素，包括人口学因素（如年龄、性别、收入、教育水平等）和医疗服务相关因素（如就诊次数、慢性病史等）。最终的问卷由两部分组成，第一部分为患者的社会人口学特征和医疗服务相关问题；第二部分为实验部分，每一个实验版本都包含 10 个选择场景。

实验中的假设场景为一个患有蛀牙的患者正在选择医疗服务机构进行牙科治疗。实验开始时，参与者被要求想象以下场景："请您想象您有一颗蛀牙，需要选择一家医疗服务机构进行补牙，假设目前有四类医疗服务机构可供选择，分别是公立医院、社区医院、高端私立医院、私人小诊所，这四类医疗服务机构在候诊环境、候诊等待时间、服务态度、就诊距离以及就诊费用方面有所差异，在每个场景中，请您依据个人喜好选出您更喜欢的医疗服务机构。"表 3.2 提供了一个选择场景的示例。实验之所以选择牙科门诊这个场景，主要有以下几个原因：首先，在我国，牙科是普遍且常见的门诊医疗服务，而且通常都不需要进行急诊；其次，对于大多数患者来说，具有常规牙科治疗的支付能力；再次，牙科是目前我国私立医疗机构中发展较为完善的服务类型之一，传统的小诊所大都以牙科服务为主，可以为研究提供合适的现实背景。

表 3.2 离散选择实验模拟场景示例

属性	公立三级医院	社区医院	高端私立医院	私人小诊所
候诊环境	安静、整洁	脏乱、嘈杂	安静、整洁	安静、整洁
候诊时间	半小时到 1 小时	半小时到 1 小时	半小时以内	半小时以内
服务态度	冷漠	耐心、友善	耐心、友善	耐心、友善
就诊距离	60 min	20 min	40 min	40 min
就诊费用	￥400	￥200	￥600	￥600
您的选择是	□	□	□	□

3.2.3 数据收集

在 2017 年 10—12 月，在不同医疗服务机构的牙科门诊现场招募受试者进行数据收集。受试者的参与条件为年龄 18 岁及以上。在目前医疗市场分化发展的初期，我国小型城市的私立医疗机构市场分化并不明显，所以数据收集地点选择在北京，北京是我国私立医疗机构市场发展具有代表性的城市之一。实验前，数据收集人员对实验进行详细的描述，增加受试者对整个实验以及相关属性和水平的理解，帮助受试者在实验中做出有效的选择。最后共收集到问卷 634 份，其中有效问卷 576 份。

3.3 模型构建与数据分析

3.3.1 模型构建

本章采用混合 Logit 模型构建患者在寻医过程中对不同医疗服务机构的选择偏好模型，并检验其偏好是否具有异质性；随后，使用潜类别模型将异质患者划分为不同的亚组，实现异质患者对不同医疗服务机构选择的市场细分。

（1）混合 Logit 主效用模型构建

承接 2.1.3 对多项 Logit 模型的介绍，混合 Logit 模型的选择概率是多项 Logit 模型选择概率对参数密度的积分[137]。具体模型的概率分布形式为：

$$P_{ni} = \int L_{ni}(\boldsymbol{\beta}) f(\boldsymbol{\beta}) \mathrm{d}\boldsymbol{\beta} \tag{3.1}$$

其中，$L_{ni}(\boldsymbol{\beta})$ 是对参数 β 的 Logit 概率评估。

$$L_{ni}(\boldsymbol{\beta}) = \frac{\exp(V_{ni}(\boldsymbol{\beta}))}{\sum_{j=1}^{J} \exp(V_{nj}(\boldsymbol{\beta}))} \tag{3.2}$$

$f(\boldsymbol{\beta})$ 是密度函数，J 为一个选择中选择项的总数。若参数 β 的效用是线性的，即

$$V_{ni}(\boldsymbol{\beta}) = \sum_{m=1}^{M} \boldsymbol{\beta}_{im} x_{nm} \tag{3.3}$$

此时，混合 Logit 的概率形式为：

$$P_{ni} = \int \left(\frac{\exp(V_{ni}(\boldsymbol{\beta}))}{\sum_{j=1}^{J} \exp(V_{nj}(\boldsymbol{\beta}))} \right) f(\boldsymbol{\beta}) \mathrm{d}\boldsymbol{\beta} \tag{3.4}$$

混合 Logit 一般采用最大似然估计计算和确定最佳的参数 β 值。

具体来说，本研究通过混合 Logit 构建的主效用模型如下：

$$U_i = \alpha_i + \boldsymbol{\beta}^\mathrm{T} \boldsymbol{X} + \varepsilon_i \qquad i = 1,2,3,4 \tag{3.5}$$

$$\boldsymbol{X} = (x_1, x_2, x_3, x_4, x_5)^\mathrm{T} \tag{3.6}$$

$$\boldsymbol{\beta} = (\beta_1, \beta_2, \beta_3, \beta_4, \beta_5)^\mathrm{T} \tag{3.7}$$

i 表示某类医疗服务机构的类型，本研究考虑四种情况：$i=1$ 时，表示公立三级医院；$i=2$ 时，表示高端私立医院；$i=3$ 时，表示社区医院；$i=4$ 时，表示私人小诊所。U_i 为选择第 i 类医疗服务机构的效用，U_1、U_2、U_3、U_4 依次代表选择公立三级医院、高端私立医院、社区医院以及私人小诊所的效用。α_i 代表第 i 类医疗服务机构的系数，α_1、α_2、α_3、α_4 依次代表公立三级医院、高端私立医院、社区医院和私人小诊所的系数。$\boldsymbol{X}$ 表示医疗服务机构的五种属性变量，式（3.7）中的 x_1、x_2、$\cdots$、x_5 依次代表候诊环境、候诊时间、服务态度、就诊距离、就诊费用。β_1、β_2、$\cdots$、β_5 分别代表各因变量的系数，ε_i 表示选择第 i 类医疗服务机构的随机误差项。

（2）潜类别模型构建

为了区分医疗服务机构选择中的异质群体，进一步构建潜类别模型。若式（3.4）中的密度函数 $f(\boldsymbol{\beta})$ 是离散的，则可转化为潜类别模型。在具有 M 个属性的选择实验中，第 m 个属性变量为 x_m，每个选择中的备选项为 J 个，假设在总体样本中隐含 K 个异质的类别，在第 k 个类别中，个体 n 选择第 i 个备选项的概率为：

$$R_{nik} = \frac{\exp(V_{nik}(\boldsymbol{\beta}))}{\sum_{j=1}^{J} \exp(V_{njk}(\boldsymbol{\beta}))} = \frac{\exp\left(\sum_{m=1}^{M} \boldsymbol{\beta}_{im} x_{nm}\right)}{\sum_{j=1}^{J} \exp\left(\sum_{m=1}^{M} \boldsymbol{\beta}_{jm} x_{nm}\right)} \tag{3.8}$$

其中，$\boldsymbol{\beta}_{im}$ 表示属性变量集 x_{nm} 对应的待估参数变量。

个体 n 属于第 k 个类别的概率，即潜类别概率为：

$$H_{nk} = \frac{\exp\left(\sum_{l=1}^{L} \boldsymbol{\gamma}_{kl} z_{nl}\right)}{\sum_{k=1}^{K} \exp\left(\sum_{l=1}^{L} \boldsymbol{\gamma}_{kl} z_{nl}\right)} \tag{3.9}$$

其中，影响分类概率的特征向量的个数为 L 个，z_{nl} 代表第 l 个特征向量，$\boldsymbol{\gamma}_{kl}$ 表示相应的参数向量。

最终，个体 n 选择第 i 个选择的边际概率为：

$$P_{ni} = \sum_{k=1}^{K} R_{nik} \times H_{nk}$$

$$= \sum_{k=1}^{K} \left(\frac{\exp\left(\sum_{m=1}^{M} \boldsymbol{\beta}_{im} x_{nm}\right)}{\sum_{j=1}^{J} \exp\left(\sum_{m=1}^{M} \boldsymbol{\beta}_{jm} x_{nm}\right)} \right) \times \left(\frac{\exp\left(\sum_{l=1}^{L} \boldsymbol{\gamma}_{kl} z_{nl}\right)}{\sum_{k=1}^{K} \exp\left(\sum_{l=1}^{L} \boldsymbol{\gamma}_{kl} z_{nl}\right)} \right) \quad (3.10)$$

潜类别模型一般通过迭代算法进行极大似然估计，从而确定待估参数的值。常用的迭代算法包括：EM（Expectation Maximization）算法、MLR（Maximum Likelihood Estimator with Robust Standard Errors）算法以及 NR（Newton Raphson）算法等。用于确定最佳潜类别数量的指标有很多，包括似然比卡方检验（Likelihood Ratio chi – square Test Statistic，L^2）、AIC 准则（Akaike Information Criterion，AIC）、BIC 准则（Bayesian Information Criterion，BIC）和熵值（Entropy）等。本书根据 BIC 值进行最佳分类数量的确定。

具体来说，本研究构建的潜类别模型如下：

$$U_{ik} = \alpha_{ik} + \boldsymbol{\beta}_k^T \boldsymbol{X} + \boldsymbol{\gamma}_k^T \boldsymbol{Z} + \varepsilon_{ik} \quad i=1,2,3,4, k=1,2,3,4 \quad (3.11)$$

$$\boldsymbol{X} = (x_1, x_2, x_3, x_4, x_5)^T \quad (3.12)$$

$$\boldsymbol{\beta}_{ik} = (\beta_{k1}, \beta_{k2}, \beta_{k3}, \beta_{k4}, \beta_{k5})^T \quad (3.13)$$

i 表示某类医疗服务机构的类型，本研究考虑四种情况：$i=1$ 时，表示公立三级医院；$i=2$ 时，表示高端私立医院；$i=3$ 时，表示社区医院；$i=4$ 时，表示私人小诊所。k 表示第 k 个潜类别。U_{ik} 代表在第 k 个类别中的个体选择第 i 类医疗服务机构的效用，例如，U_{11}，U_{21}，U_{31}，U_{41} 依次代表在第 1 个类别中的个体选择公立三级医院、高端私立医院、社区医院以及私人小诊所的效用。α_{ik} 代表在第 k 个类别中，第 i 类医疗服务机构的系数。$\boldsymbol{X}$ 表示医疗服务机构的五种属性变量，x_1，x_2，…，x_5 依次代表候诊环境、候诊时间、服务态度、就诊距离、就诊费用。β_{i1}，β_{i2}，…，β_{i5} 分别代表在第 k 个类别中，各因变量的系数。ε_{ik} 表示在第 k 个类别中，选择第 i 类医疗服务机构的随机误差项。

$$\boldsymbol{Z} = (z_1, z_2, z_3, z_4)^T \quad (3.14)$$

$$\boldsymbol{\gamma}_k = (\gamma_{k1}, \gamma_{k2}, \gamma_{k3}, \gamma_{k4})^T \quad (3.15)$$

$\boldsymbol{Z}$ 表示协变量，z_1，z_2，z_3，z_4 分别代表受试者的年龄、户口、收入、就诊经历；γ_{k1}，γ_{k2}，γ_{k3}，γ_{k4} 分别代表在第 k 个类别中，各协变量的系数。

(3) 边际支付意愿的计算

支付意愿（Willingness to Pay，WTP）是经济个体愿意为购买单位产品或服务而支付的最高金额[138]。影响支付意愿的因素有很多，从市场当下的环境到经济个体的个人特征。准确衡量消费者的支付意愿，对于制定竞争战略、开发新产品和进行价值审计至关重要。尤其在医疗市场中，与购买普通商品和服务相比，消费者在购买医疗服务时的价格很难评估。在许多国家，已经引入了全民健康保险制度，使病人只需支付部分费用，甚至不需要支付费用，就能获得大部分医疗服务；此外，由于疾病的发生在大多数情况下是不可预测的，而且对医疗服务的需求经常是偶然性的，所以病人几乎不可能预先收集有关服务价格的资料[139,140]。所以，最基本的从消费者角度评估他们对健康效益的货币价值的方法便是测量消费者对医疗服务的支付意愿。健康经济学领域，支付意愿作为一种成本效益分析方法，已经得到了广泛的应用；从医学营销的角度来看，支付意愿还可以用于进行医疗市场公平定价和需求预测的分析[141]。

测量支付意愿的方法有很多。根据测量方式可以分为直接测量和间接测量；也可以根据测量的现实性分为测量消费者假设的支付意愿和实际的支付意愿。直接测量的方法较为简单，例如通过访谈法、信访法等开放式问题的形式，让消费者直接陈述他们对特定产品的支付意愿。最常用的间接测量方法有条件价值评估法（Contingent Valuation Method，CVM）、选择实验法（Choice Experiment，CE）和联合分析法（Conjoint Analysis，CA），其中的支付意愿是根据消费者在几种产品购买决策中的选择来计算的[142]。目前来说，各种测量方法各有利弊，但间接测量法更容易评估决策者的真实偏好和替代方案的实际价值[141]。

离散选择模型的构建可以间接用于测量消费者的支付意愿。离散选择模型中假设理性决策者会选择对其效用最大化的选项，便可通过决策者在属性之间做出的权衡，评估他们对各个属性偏好的相对重要性，即属性之间的边际替代率（Marginal Rate of Substitution，MRS）。属性 Y 对属性 X 的边际替代率指的是决策者愿意用多少量的属性 Y 交换属性 X。如果属性 Y 为成本变量，则可以估计边际支付意愿（Marginal Willingness to Pay，MWTP）[38]。例如，可以评估消费者愿意支付多少钱来避免某药物的副作用。其一般计算形式为：

$$\text{WTP}_{\text{attribute}} = -\frac{\beta_{\text{attribute}}}{\beta_{\text{cost}}} \quad (3.16)$$

$\text{WTP}_{\text{attribute}}$ 是参与者对某类属性的支付意愿，β_{cost} 是价格的边际效用（假定等于负的价格系数），$\beta_{\text{attribute}}$ 是其他属性的边际效用。

在患者对医疗服务机构的选择中，支付意愿表示患者愿意为特定服务水平的提高支付的价格。属性的每个水平（除费用外）用独立的系数编码，成本为连续线性分布。例如，式（3.17）中的支付意愿 WTP_{1hrs} 为将等待时间从 1 小时减少到半小时患者所愿意支付的费用：

$$\text{WTP}_{\text{1hrs}} = \frac{\beta_{\text{1hrs}} - \beta_{\text{0.5hrs}}}{\beta_{\text{cost}}} \quad (3.17)$$

3.3.2 样本特征分析

表 3.3 统计了实验中受试者的人口统计学特征。从总体样本的性别分布来看，男性受试者 297 人，占比 51.04%，稍多于女性受试者。从总体样本年龄来看，样本平均年龄为 35.43。实验中样本的性别与年龄分布都与我国第六次全国人口普查的统计结果相近。从学历构成来看，超过一半的受试者拥有大学或以上的学历。月收入在各个收入区间分布比较均匀。就持有的医疗保险情况来看，样本中 555 人拥有医疗保险，占比 96.35%。户口是具有中国特色的一项人口统计学指标，我国居民日常的工作生活处处都与户口相关联，医疗系统对流动人口的准入和报销等方面更是有很多的限制，所以，本次实验对受试者的户口类型进行了统计，总体样本中，393 人持有本地户口，占比 68.23%，剩下的 183 人是流动人口。在医疗服务机构的就诊经历方面，504 个受试者具有公立医疗机构的就诊经历，占比 87.5%，将近一半（46.53%）的受试者有过私立医疗机构的就诊经历。

表 3.3 实验样本的个体特征统计

个体特征	样本 1 ($n=198$)	样本 2 ($n=192$)	样本 3 ($n=186$)	总样本 ($n=576$)
性别				
男	49.49%	50.00%	53.76%	51.04%
女	50.51%	50.00%	46.24%	48.96%

续表

个体特征	样本1 ($n=198$)	样本2 ($n=192$)	样本3 ($n=186$)	总样本 ($n=576$)
年龄均值	35.31	36.02	34.95	35.43
教育				
高中及以下	20.71%	29.17%	16.13%	22.05%
职业院校	25.76%	18.23%	33.33%	25.69%
专科及本科	39.90%	33.33%	41.94%	38.37%
本科以上	13.64%	19.27%	8.60%	13.89%
月收入/元				
<5 000	23.23%	19.27%	24.19%	22.22%
5 000~8 000	24.24%	34.90%	25.81%	28.30%
8 000~15 000	25.25%	26.04%	42.47%	31.08%
>15 000	27.27%	19.79%	7.53%	18.40%
医疗保险				
职工医疗保险	71.21%	62.50%	78.49%	70.66%
城乡居民医疗保险	22.22%	35.42%	19.35%	25.69%
商业医疗保险	16.67%	7.81%	4.30%	9.72%
自费	6.57%	2.08%	2.15%	3.65%
户口				
持有本地户口	65.15%	70.83%	68.82%	68.23%
无本地户口	34.85%	29.17%	31.18%	31.77%
就诊经历				
只有公立医疗机构	48.48%	52.08%	60.22%	53.47%
只有私立医疗机构	14.14%	15.10%	8.06%	12.50%
两者都有	37.37%	32.81%	31.72%	34.03%

3.3.3 结果分析

(1) 患者对医疗服务机构各属性的选择偏好

本研究中构建的混合 Logit 模型结果如表 3.4 所示。统计结果显示，医疗服务机构类型、就诊环境、就诊距离、就诊费用、服务态度、就诊等待时间都在统计上显著影响患者的医疗服务机构选择决策，其中，最重要的因素是医疗服务机构的类型，通过控制其他属性，受试者最倾向于选择公立三级医院，其次是高端私立医院（$\beta = -0.731$，$p < 0.001$），再次是社区医院（$\beta = -0.997$，$p < 0.001$），最不受欢迎的是私人小诊所（$\beta = -2.214$，$p < 0.001$）。正如所料，总体来说，患者更喜欢就诊的医疗服务机构特征是：拥有干净整洁的候诊环境、较近的就诊距离、更少的等待时间、更低的就诊费用，以及友善的服务态度。对于大部分属性，在最差水平和最优水平之间的改进，偏好都有明显的增加，但对于某些后续水平的改进却只带来了增量收益。例如，相对于等待时间 1 小时到 1.5 小时，受试者明显更喜欢 0.5 小时以下的等待时间，但当等待时间从大于 1.5 小时缩短到 1 小时以内，其偏好几乎没有变化。此外，统计结果中很多属性水平估计的标准误（Standard Deviation，SD）值较大且显著，这表明受试者对特定医疗服务机构属性的偏好存在相当大的异质性。

表 3.4 混合 Logit 主效用模型参数估计

变量	系数	标准误	标准差
候诊环境（相较安静整洁）			
脏乱嘈杂	-0.579***	0.060 3	0.943***
候诊时间（相较 <0.5 小时）			
0.5~1 小时	-0.569***	0.059 4	0.635***
≥1 小时	-0.618***	0.064 1	-1.258***
服务态度（相较耐心、友善）			
冷漠	-0.545***	0.093 6	0.959***

续表

变量	系数	标准误	标准差
距离（相较 20 min）			
40 min	-0.417***	0.062 5	0.088 1
60 min	-0.680***	0.068 3	0.548***
费用	-0.004 62***	0.000 144	
医院类型（相较三级医院）			
社区医院	-0.997***	0.063 8	0.986***
高端私立医院	-0.713***	0.063 8	3.214***
私人小诊所	-2.214***	0.082 6	3.627***

注：***$p<0.001$。

本研究基于上述主效应模型的参数估计，进一步通过仿真验证了属性水平的变化对患者选择公立三级医院或高端私立医院的概率影响。模拟了三个代表性的边际场景，对患者的选择行为进行了预测：最好的公立三级医院相较最差的高端私立医院、最差的公立三级医院相较最好的高端私立医院、同等水平的公立三级医院相较高端私立医院，结果如表3.5所示。三个模型的仿真结果表明，如果公立医院和私立医院具有相同的固定属性（其他属性等效的公私立医院），则79%的人会首选公立医院。即使在公立医院各属性均处于最差情况，而私立医院各属性均处于最好的情况下，64%的人仍然会选择公立医院。

表3.5 医疗服务机构选择的仿真预测

等效的公私立医院		最差公立相较最好私立		最好公立相较最差私立	
公立医院	私立医院	公立医院	私立医院	公立医院	私立医院
79%	21%	64%	36%	88%	12%

（2）患者对医疗服务机构各属性的支付意愿

解释各个属性中不同水平的相对重要性是DCE结果讨论的重要组成部分。为了说明属性的相对重要性，表3.6给出了使用主效用模型估计的支付意愿。WTP 的值可以用来比较每个属性各个水平的相对重要性。结果表明，等待时间是决定医疗服务机构选择的一个重要因素：总体来说，受试者愿意额外支付 123 元将就诊的等待时间从 0.5~1 小时缩短到半小时以内，愿意支付 133 元人民币将等待时间从 1 小时以上缩短至半小时内；受试者愿意为安静整洁的就诊环境额外支付 125 元；耐心、友善的服务态度价值可达 118 元；对于就诊距离，若将患者到医疗服务机构所花费的时间从 40 分钟缩短到 20 分钟内，受试者愿意额外支付 90 元，更愿意支付 147 元将行程从 60 分钟缩短到 20 分钟以内；此外，对受试者来说，支付意愿最高的还是公立三级医院，为此，相对小诊所、社区医院、高端私立医院来说，不惜分别额外支付 479 元、215 元及 154 元选择公立医院就诊。

表 3.6 主效用模型属性的边际支付意愿

变量	系数	WTP/元
候诊环境（相较安静、整洁）		
脏乱嘈杂	−0.579***	125.32
候诊时间（相较<0.5 小时）		
0.5~1 小时	−0.569***	123.16
≥1 小时	−0.618***	133.77
服务态度（相较耐心、友善）		
冷漠	−0.545***	117.97
距离（相较 20 min）		
40 min	−0.417***	90.26
60 min	−0.680***	147.19
费用	−0.00462***	
医院类型（相较三级医院）		
社区医院	−0.997***	215.80
高端私立医院	−0.713***	154.32
私人小诊所	−2.214***	479.22

注：*** $p<0.001$。

(3) 医疗服务机构选择决策中异质患者的亚组划分

在主效用模型的统计结果中,很多参数估计的 SD 值较大且显著,表明受试者对特定医疗服务机构属性的偏好存在相当大的异质性,因此,本节使用潜类别模型,来解释受试者偏好的异质性,并依据参与者对医疗服务机构各个属性的选择结果对样本进行细分。通过最小化贝叶斯信息准则值(Bayesian Information Criterion,BIC)进行判别,最终得到的模型是四分类模型,BIC 值为 3 456.7。

表 3.7 给出了潜类别模型中对四类亚组的统计结果。年龄、收入、就诊经历和户口都是解释偏好异质性的重要因素。第一个亚组包含了一半(51%)的样本,他们对公立医疗机构呈现出显著偏好,持有北京户口、没有私立医疗机构就诊经验的患者更有可能归为这一亚组。四分之一(26%)的受试者属于第二个亚组,相对于其他亚组,该亚组的受试者对医疗服务机构的类型敏感度较低,年长、有私立医疗机构就诊经历的患者更有可能归为这一亚组。第三个亚组的受试者对高端私立医院表现出显著的偏好,18% 的受试者被划分到这一亚组,该亚组的患者更年轻化、收入也更高,并且该亚组的患者对就诊环境、就诊等待时间和医务人员的服务态度都更加关注。第四个亚组的受试者则更倾向于选择小型的私人诊所,该组患者对费用更敏感,年龄较大、没有北京户口、收入较低的患者更有可能成为这一亚组,只有 5% 的样本被划分到了这一亚组。

表 3.7 潜类别模型的参数估计及市场细分

变量	亚组 1	亚组 2	亚组 3	亚组 4	p 值
医院类型					
社区医院	-0.667*** (0.038)	0.073* (0.102)	-1.41** (0.218)	0.183* (0.087)	<0.001
高端私立	-1.273* (0.507)	0.231 (0.118)	0.647*** (0.152)	0.255 (0.225)	<0.001
小诊所	-2.721*** (0.044)	-0.547* (0.246)	-1.984** (0.511)	0.454*** (0.072)	<0.001

续表

变量	亚组1	亚组2	亚组3	亚组4	p 值
候诊环境					
安静、整洁	0.247	0.304	0.617	0.591	
脏乱、嘈杂	-0.247*** (0.044)	-0.304 (0.168)	-0.617*** (0.194)	-0.591* (0.197)	0.012
候诊时间					
<0.5 小时	0.335*** (0.067)	0.435* (0.175)	1.303*** (0.199)	-0.264 (0.399)	<0.001
0.5~1 小时	0.173	-0.057	-0.398	0.619	
≥1 小时	-0.508*** (0.101)	-0.378** (0.109)	-0.905*** (0.229)	-0.355 (0.287)	0.003
服务态度					
耐心、友善	0.321	0.413	0.266	0.408	
冷漠	-0.321* (0.121)	-0.413* (0.157)	-0.266*** (0.108)	-0.408* (0.194)	0.008
就诊距离					
20 min	0.204* (0.094)	0.516*** (0.031)	0.251 (0.130)	0.586*** (0.066)	0.915
40 min	0.019	-0.148	0.135	-0.053	
60 min	-0.223** (0.102)	-0.368*** (0.140)	-0.386** (0.089)	-0.533* (0.219)	0.637
就诊费用	-0.0045*** (0.0003)	-0.0063*** (0.0002)	-0.0034* (0.001)	-0.0101*** (0.0006)	0.007
分类模型					
截距	0.412*** (0.019)	0.657*** (0.111)	-1.286*** (0.407)	-1.670*** (0.234)	<0.001

续表

变量	亚组 1	亚组 2	亚组 3	亚组 4	p 值
年龄	-0.012 (0.009)	0.023** (0.010)	-0.007* (0.004)	0.009* (0.004)	0.02
收入	0.003 (0.005)	-0.0213 (0.0356)	0.0201*** (0.0058)	-0.038** (0.008)	0.001
户口	0.239* (0.073)	-0.264* (0.185)	0.102 (0.031)	-0.372*** (0.093)	<0.001
就诊经历	-0.254** (0.057)	0.419** (0.093)	0.543*** (0.052)	0.869*** (0.061)	0.002
亚组规模	51%	26%	18%	5%	

注：*$p<0.05$，**$p<0.01$，***$p<0.001$。

3.4 讨论及管理启示

3.4.1 结果讨论

在我国患者的医疗服务机构选择决策中，医疗服务机构的类型和等级水平是最重要的决定因素。超过半数的受试者对公立医疗机构表现出强烈偏好，尤其是三级医院，目前仍在医疗市场中占主导地位。一种解释是，以往的研究发现，消费者在进行决策时，并不会完全理性地对各种信息进行对比，而是更重视自己的经验，很少寻求以最低成本获得最有效的服务[143,144]。另外，熟悉程度也可以解释公立医疗机构的主导地位，消费者通常会选择现存的、已知的商品或服务，良好的经历会影响他们未来的选择决策，因此很多时候，消费者偏好的形成仅仅因为更加熟悉[145]。公立医疗机构在我国有着悠久而稳固的历史，而私立医疗机构的发展处于起步阶段，我国患者对公立医院的服务体系更加熟悉，而且由于长期的历史原因，对公立医院的服务水平也常常更加信任。此外，熟悉程度也可以解释为什么低收入的外来人口（没有北京市户口）更容易接受小型私人诊所。

研究发现，相对于城市居民，农村居民会更多地选择到小型诊所就诊，这种习惯使得从农村到城市的外来人口通常更容易接受低水平的私人诊所提供的医疗服务[146]。

值得注意的是，样本中患者对高端私立医院的偏好大于公立社区医院，这从一方面反映了私立医疗机构的发展趋势，现代很多高端的私立医院为提高医疗服务质量做出了很大努力，以更好的服务态度、更便捷的服务流程和更个性化的服务项目吸引了越来越多的患者。另一方面，大量的研究证据已经表明初级医疗卫生服务在整个医疗系统中的重要作用，而我国的卫生系统长时间以来呈现头重脚轻的倒三角机构，虽然目前我国正在为建设高效的初级医疗卫生系统进行着各种尝试和努力，如完善基层医院医疗设施、实施家庭医生签约制度等，但基层医疗机构的发展目前仍是一个值得关注的问题。

在异质性方面，年轻人和高收入人群往往对较长的等待时间和较差的等待环境更敏感，老年人和低收入者则更关心就诊的距离和费用；私立医疗机构对具有私立医疗机构就诊经验的患者更具吸引力。这些结果与之前的研究结果一致：年轻群体、中高收入群体或城市居民更关注等待时间、服务态度等因素，并且对基层医疗机构的护理水平表现出更多的质疑；而老年群体、低收入群体或从农村向城市迁移的流动群体对医疗费用的合理性和就诊的便利性更加关注[147]。从患者对医疗服务机构选择的潜类别模型拟合结果可以看出，年轻的高收入群体更有可能成为高端私立医疗机构的潜在消费者，而该群体也更加注重整个医疗服务过程中的体验，这为私立医疗机构确定潜在消费者和目标客户提供了有价值的信息。

3.4.2　管理启示

根据以上结果与讨论，本研究在医疗管理领域得到以下政策启示：

首先，我国患者对医疗服务机构的自由选择由来已久，基于患者对公立三级医院的强烈偏好，对就诊机构选择使用限制性的措施，可能会导致患者满意度急剧下降，比如最近某省的政策计划强制性关闭三级医院的门诊部。由于公众的传统观念可能比卫生政策制定者所认为的更难改变，为了从根本上改变我国居民对医疗卫生保健服务机构类型方面的观念，适当的政策激励、有效的宣传和教育是必不可少的。

其次，为了增加医疗市场的公平性和高效性，提高医疗服务质量，引导患者合理有序就医，不仅建立和完善高质量的初级卫生保健服务系统迫在眉睫，政府也应加大对高端私立医院进一步发展的支持和监督。高端私立医院可能代表私立医疗机构的发展方向，未来或许可以作为公立三级医院的选择性替代，同时，需要加强医疗质量监督，使私立医院更多地被公众接受，从而减轻公立三级医院的负担。

再次，弱势群体更愿意接受低水平的医疗服务机构提供的服务，也更容易受到财务属性的影响。因此，公共部门应该给予老年人、低收入群体和农民工更多的关注和政策支持，以促进医疗的公平性。这对医疗政策制定者寻求"缩小群体医疗服务差距"和"减少医疗卫生服务的不平等"具有重要意义。此外，不同群体的异质性偏好也表明，针对关键群体制定更多的政策，可以提高医疗卫生体系改革的效率。

最后，研究结果表明，医疗服务机构的等级水平在消费者决策和行为方面具有不可忽视的作用，医疗系统的管理和政策制定需要充分考虑医疗市场中医疗服务机构的等级水平因素。

3.5　本章小结

在中国，医疗服务机构的选择决策不仅仅是一个学术问题，为了更深入地了解我国患者的就医选择行为，本章在以往研究的基础上，更具体地讨论了患者对门诊就诊机构的选择偏好。总体来看，公立三级医院仍然是公众最青睐的医疗服务机构，但在相同的情况下，异质患者会做出不同的选择决策，证明了忽视异质性偏好可能会削弱研究结果的有效性。本章中的偏好的异质性可以用患者的年龄、收入、户口状况和就诊经历来解释。从政策角度来看，这对个性化的医疗服务目标提供了重要信息，政策制定者在制定政策前应认真考虑政策的利弊，尤其是与患者偏好有关的利弊。此外，本章对私立医疗机构寻求适当的发展策略，以促进与公立医疗机构的合作、竞争，也提供了理论依据。

第 4 章 患者对社区卫生服务中心进行首诊的选择决策研究

4.1 引言

医疗卫生服务资源数量有限,且分布不均衡、使用不合理的现象在我国尤为突出,增加了患者"看病难、看病贵"的就医难题。加之近年来,人口老龄化程度不断增加,传统的以家庭为中心的养老模式难以应对当今及以后我国面临的养老压力。以社区卫生服务中心为主的社区首诊制度可以显著改善患者的健康结果,降低医疗卫生的成本,改善医疗卫生不平衡现象[148]。2019 年年末,新型冠状病毒在全球范围的大爆发,给世界各地的公共卫生系统都带来了巨大挑战[149]。以社区为中心的医疗服务管理模式在疫情整体控制中的重要作用进一步得到证实[150]。然而,以医院为中心的医疗服务模式在我国长期处于主导地位。由于专业的医生、先进的设备和高质量服务的有限性,中国患者对社区医疗服务中心的信任度普遍偏低[151]。因此,大多数病人即使患有普通和轻微的疾病,都倾向于到人满为患的大医院进行首诊。

自 2009 年医改以来,我国政府一直努力完善初级医疗服务体系[152]。这些改革的目的是建立起可支付的、可获得的、高质量的初级医疗卫生保健服务体系。为提高医疗卫生服务资源利用和基本医疗服务可及性,形成合理有序的就医格局,引导居民基层首诊成为突破点,大力发展家庭医生签约服务已经成为新养老模式下积极应对人口老龄化的战略选择。在以家庭医生为中心的初级诊疗模式中,患者与基层医疗机构的全科医生签订合同,并在生病时,首先选择相应的全科医生进行就诊。与此同时,全科医生作为首门诊，在必要时将病人转到二级或三级医院，同时负责提供持续的初级卫生保健服务。

我国政府不断通过政策调整，努力打造全新的医疗卫生服务格局，即"基层首诊、双向转诊、急慢分治、上下联动"的分级有序的诊疗秩序。为此，我国政府对基层医疗机构的财政补贴从2008年的190亿元增加到2015年的1 400亿元[153]。在全科医生培养方面，政府加大了此方面的工作力度，在培养全科医生的环节，实施了"3+2"的职业助理全科医师的培养和全科医生"5+3"的规范化培训，旨在对家庭医生团队进行充实。另外，在全国范围内实行医疗体和分级诊疗制度，按照疾病发病程序以及治疗的难易进行分级，不同级别的医疗机构承担不同疾病的治疗，逐步形成合理的就医秩序。三级医院主要承担危重疾病、一般疑难复杂疾病的诊疗，而基层/社区卫生服务中心主要承担常见多发疾病诊疗、康复治疗等，利用分级医疗模式来均衡城市医院的就诊压力[154,155]。但在分级医疗模式开展的过程中，却发现很多主观和客观因素可能会影响患者的就诊医疗机构及分级医疗的进行[156]。

基层医疗机构的诊疗要强调与患者建立非常紧密的、可信赖的"代理机制"，使基层医疗机构承担起居民初级保健的"守门人"职责。由于基层医疗机构具有分布广泛、城乡居民基本全覆盖、患者可及性好的优势，因此将基层医疗机构作为分级诊疗中患者的首诊单位，引导患者在不延误病情、非突发危及健康体征、自感疾病严重程度较低时，优先选择基层首诊，对分级诊疗的落地实施具有非常重要的意义。此外，2017年，国务院办公厅印发《关于推进医疗联合体建设和发展的指导意见》提出，家庭医生签约服务要以需求为导向，贫困人口到2017年均要纳入签约服务范围。该意见重点强调将家庭医生签约服务作为促进患者基层首诊的核心手段，为家庭医生签约的有效开展提供了有力的政策支持。

近年来，通过不断的探索和努力，家庭医生签约服务取得了显著成效，在政府的大力支持下，截至2018年年底，全人群签约率超过30%，目标人群（老年人、慢性病患者、孕妇等）签约率高于60%。但这项工作仍面临一些问题和挑战，尤其是社区层面的医养结合服务发展较为薄弱，目前我国家庭医生制度在新型养老服务体系下面临着体系不健全、政策法规不完善及投入资金不足、居民了解不充分且信任度低、服务内容局限、服务人员短缺等困境。据统计，大多数签约患者很少在首诊时选择其签约的家庭医生，超过 70% 的居民仍倾向于在大医院进行常见病诊断。

为了应对这些挑战，政府正在努力实施进一步的应对措施，鼓励患者从基层医院寻求首诊。而这些对策的关键便是转诊，相关政策中，只有去基层医院进行首诊的患者才能从这些激励措施中受益。例如，在杭州，如果居民通过家庭医生从基层医疗机构转诊高级医院，可额外获得 5% 的医保报销；北京有一项政策，允许全科医生为慢性病患者提供至多 2 个月的处方药物剂量；一些试点地区中，高级医院为转诊病人提供优先专家服务。

然而，这些政策激励的效果在目前研究中鲜有评估。本章进行了基于基层医疗机构的家庭医生签约诊疗分析，探讨我国现行财政和非财政激励政策及其对患者使用基层医疗机构进行首诊意愿的影响。关注这些政策的激励效应是否具有个体差异，考虑特殊群体的家庭医生签约的相关建议。在全球范围内，50 多个发达国家已建立了相对完善的全科医生模式系统。然而，大多数发展中国家才刚刚开始建立全科医生首诊体系，本章的研究将为这些需要建立国家特色的家庭医生制度的国家提供参考。

4.2　实验设计及数据收集

4.2.1　问卷开发

问卷分为 A、B、C 三个部分。A 部分包括受访者的人口统计学信息、对基层医疗服务机构实施初级诊疗能力的信任程度和对家庭医生政策的熟悉程度。受试者对基层医疗服务机构诊疗能力的信任测量："您认为基层医疗机构的全科医生可以对初级保健进行有效的初始诊断吗？" B 部分，进行了一个简单的实验来测量受试者的风险态度。在这个实验中，参与者面对 10 个选择集，在每个选择集中有两个选择 A 和 B，受试者需要在其中做出选择。在 C 部分，受试者首先被问及当需要门诊时，是否愿意使用基层医疗服务机构，由签约的家庭医生进行首诊，使用基层医疗服务机构进行首诊的意愿在 1~7 之间进行测量。接下来，采访者会详细描述目前政府将要实施的具体的财政或非财政激励政策。展示给患者的政策激励如下："如果您是由全科医生从基层医疗服务机构转诊到高级医院的，您可以额外获得5%的医疗保险报销。例如,如果您直接去高级医院进行首诊,您的医疗保险可以报销70%,而如果您是由全科医生经过转诊到该高级医院的,您的医疗保险可报销75%。"非财政政策激励如下:"如果您找基层医疗服务机构的全科医生进行首诊,再经转诊到高级医院,您有可能将该高级医院的预约等待时间缩短最多一半。例如,假设大医院牙科门诊的预约等待时间是4天,如果您是由全科医生转诊到该医院,您可能只需要等待2天就可以预约到相应号源。"在上述激励政策展示结束后,采访者会再次询问受试者使用基层医疗服务机构进行首诊的意愿。

4.2.2 风险偏好测量实验

在现实生活中,风险决策无处不在。因此,在许多情境中,风险态度对个体、组织的行为决策具有极其重要的作用。风险态度是指在结果不确定的情况下,个体寻求或避免风险的行为,可以大体分为风险规避、风险中性和风险寻求三类[157]。风险态度是高度个体化的,受感知到的情况的严重性、恐惧、控制感和个人经验等因素的影响。风险规避的个体更加保守,倾向于选择更确定的、安全的事物;而风险寻求者则更喜欢冒险,倾向于选择不那么确定的事物。风险态度的研究起源于对投资领域收益损失程度与相关概率的衡量,之后,被应用到交通、能源、农业等各个领域。例如,Bocqueho等利用理论模型和模拟方法发现,风险态度在农民采用木质纤维素生物质(新型可再生能源生产的重要原料)方面起着至关重要的作用[158];Eliashberg等通过居民在太阳能和石油供暖系统之间的选择实验,评估了风险态度对居民采用住宅供暖技术的影响[159]。

过去的几十年里,在医疗健康领域中,风险态度对健康行为和健康结果的影响引起了广泛的关注与讨论。从日常的饮食、吸烟等健康行为管理,到疾病诊断筛查和治疗,几乎所有的医患会诊在做出治疗决定之前,都涉及对相关风险和效益之间的权衡[9]。有研究表明,风险寻求行为可以用于解释个体较差的自我管理行为[160]。而阿司匹林用于心血管疾病预防则需要患者进行充分的自我用药管理。但目前为止,关于个体风险态度与阿司匹林用药行为之间的关系仍然没有直接证据。

在首诊医疗机构选择过程中,患者面临着基层医疗机构和高级的医疗机构的选择。选择基层医疗机构，对患者来说，面临传统印象中的医疗质量低、医务人员水平较差的风险，而同时，目前政府出台的一系列医疗政策又能使患者在选择基层医疗机构进行首诊时显著受益。因此，本章的研究假设患者在进行首诊医疗机构选择过程中，其自身的风险态度会对患者首诊决策产生显著影响。

目前对于风险态度的测量方法并不统一。早期对个体风险态度和时间偏好的测量常采用最简单的自我评估法。随着风险态度在各种风险决策中的重要作用被不断证实，经济学家和心理学家开发了很多的实验方法来评估个体的风险态度[161,162]。2002 年，Holt 和 Laury 开创了一种风险偏好的测量方法，这种方法的主要优点是易于理解和使用，最初用于货币决策中个体风险偏好的衡量[163]。实验中，参与者在两种选项之间做出一系列连续的选择，参与者从一个选项转换为另一个选项的转换点则被用来衡量风险规避程度。后来，该方法作为多元价格表（Multiple Price List，MPL）中的一种典型方法成为实验经济学风险偏好测量的主流方法[164]。根据 Google Scholar 的数据显示，Holt 的论文已被引用了 2 000 多次，是自 2002 年以来 American Economic Review 发表的被引用次数第二高的论文。

本章对风险偏好的测量基于 Holt and Laury 的 MPL test。由于大量证据表明，风险和时间偏好在很大程度上是情境特异的，即风险偏好对选择行为的预测能力取决于特定的情境，因此，本章对 Holt and Laury 的 MPL 进行了改编，使其适用于医疗决策的情境中[9]。实验中 MPL 是通过将彩票替换为不同的治疗方案来进行调整的，彩票的回报则被替换为患者通过治疗使身体处于完全健康状态的天数。

实验开始前，患者被要求想象以下假设情境："假设你正经受某种疾病折磨，需要在两种药物治疗方案 A 和 B 中做选择。A 方案和 B 方案都有使患者身体处于完全健康状态的疗效，但这两种治疗方案所产生疗效的持续时间不同，且都有两种可能的结果，以下实验中分别给出了相应疗效持续天数及其概率。此外，需要注意的是，不管选择哪种治疗方案，当治疗产生的疗效结束时，患者的身体会回到开始治疗之前最初的疾病状态，本实验中，也不会考虑进一步的治疗。例如，在第一行的选择中，通过 A 方案的治疗，您的身体处于完全健康的状态能持续 200 天的可能性为 10%，也有 90% 的可能您的身体处于完全健康状态的天数只能维持 160 天；若您选择治疗方案 B，则有 10% 的可能您的身体处于完全健康状态的天数会高达 385 天，同时，您身体处于完全健康状态只能维持 10 天的概率也高达 90%。"受试者面临表 4.1 所示的 10 道决策题，并需在低风险的选项 A 和高风险的选项 B 之间做出选择，A 和 B 的期望回报之差由大变小并由正转负。

表 4.1 医疗情境中的风险偏好测量实验

治疗方案 A				治疗方案 B				选择	
概率	身体处于完全健康的天数	概率	身体处于完全健康的天数	概率	身体处于完全健康的天数	概率	身体处于完全健康的天数	A	B
10%	200	90%	160	10%	385	90%	10	A	B
20%	200	80%	160	20%	385	80%	10	A	B
30%	200	70%	160	30%	385	70%	10	A	B
40%	200	60%	160	40%	385	60%	10	A	B
50%	200	50%	160	50%	385	50%	10	A	B
60%	200	40%	160	60%	385	40%	10	A	B
70%	200	30%	160	70%	385	30%	10	A	B
80%	200	20%	160	80%	385	20%	10	A	B
90%	200	10%	160	90%	385	10%	10	A	B
100%	200	0%	160	100%	385	0%	10	A	B

4.2.3 数据收集

在 2017 年 10—12 月，于贵阳市随机选择社区进行本实验数据收集。贵阳是贵州省的省会城市。之所以选择贵阳，是因为贵阳是家庭医生服务模式的试点城市之一。政策激励对居民使用基层医疗机构首诊意愿的影响是通过比较政策实施前后的支付意愿来衡量的。受试者的参与条件为年龄 18 岁及以上。实验前，数据收集人员对实验进行详细的描述，增加受试者对整个实验以及相关因素的理解，帮助受试者在实验中做出有效的选择。受试者的性别、年龄和教育程度与第六次全国人口普查的比例相似。为了独立测试财政和非财政政策激励的效果，受试者被随机分为两组。一组处于财政补贴政策优惠的背景之中，另一组处于非财政补贴的政策优惠背景之中。采用了面对面的访谈进行数据收集。最后共收集到问卷 497 份，其中有效问卷 422 份。

4.3 数据分析

受试者对基层医疗卫生服务机构的首诊使用意愿和风险态度被归一化为 0~1。政策激励的效果的计算为激励展示后的基层医疗卫生服务机构的首诊使用意愿（WTU_{after}）减去激励政策展示之前测量的第一个基层医疗卫生服务机构的首诊使用意愿值（WTU_{before}）。为了说明每种激励政策的效果与患者对基层医疗卫生服务机构信任度、对家庭医生政策熟悉度和个体特征之间的相关性，采用普通最小二乘（OLS）模型进行相关分析。采用单因素方差分析比较 WTU_{before} 和 WTU_{after} 的差异。所有个体特征的测量都作为分类变量被一分为二。

4.3.1 样本特征分析

表 4.2 统计了实验中受试者的人口统计学特征。从总体样本的性别分布来看，男性受试者 209 人，占比 49.5%，稍少于女性受试者；从总体样本年龄来看，样本平均年龄为 36.17。本次实验中样本的性别与年龄分布都与我国第六次全国人口普查的统计结果相近。从学历构成来看，近三分之二的受试者仅有初中学历，18% 的受试者具有高中学历，五分之一的受试者拥有大学或以上的学历。月收入在各个收入区间分布比较均匀。就持有的医疗保险情况来看，样本中 389 人拥有医疗保险。在医疗服务机构的就诊次数方面，198 个受试者过去 12 个月就诊次数在 0~3 次之间，224 个受试者过去 12 个月就诊次数多于 3 次。总体样本中，具有慢性病的患者占 69.43%。47.63% 的受试者表示对家庭医生政策比较熟悉。45.5% 的受试者表现出对基层医疗卫生服务机构中家庭医生进行首诊具有较好的信任度。

表 4.2 样本的个体特征统计

个体特征	财政激励组 ($n=213$)		非财政激励组 ($n=209$)		p 值
性别					0.737
男	105	49.30%	104	49.76%	
女	108	50.70%	105	50.23%	
年龄	36.31		36.02		0.352
教育					0.694
初中及以下	133	62.44%	129	61.72%	
高中	37	17.37%	38	18.18%	
本科及以上	43	20.19%	42	20.10%	
月收入/元					0.152
<1 000	43	20.19%	37	17.70%	
1 000~3 000	63	29.58%	72	34.45%	
3 000~5 000	63	29.58%	64	30.62%	
>5 000	44	20.66%	36	17.22%	
医疗保险					0.681
有	197	92.49%	192	91.85%	
无	16	7.51%	17	8.15%	
慢性疾病					0.506
有	151	70.89%	142	67.94%	
无	62	29.11%	67	32.06%	
就诊次数					0.209
0~3 次	95	44.60%	103	49.28%	
>4 次	118	55.40%	106	50.72%	
对家庭医生政策的熟悉度					0.473
熟悉	98	46.01%	103	49.28%	
不熟悉	115	53.99%	106	50.72%	

续表

个体特征	财政激励组 ($n=213$)		非财政激励组 ($n=209$)		p 值
对家医首诊的信任度					
信任	103	48.36%	89	42.58%	0.138
不信任	110	51.64%	120	57.42%	

4.3.2 结果分析

(1) 政策激励对基层医疗卫生服务机构的首诊使用意愿的影响

表 4.3 显示了财政和非财政政策展示前后受试者对基层医疗卫生服务机构的首诊使用意愿的平均值，这些统计结果显示了政策激励对总体样本的平均首诊使用意愿的影响。总体而言，在没有任何激励政策的情况下，受试者对基层医疗卫生服务机构的首诊使用意愿得分相对较低。大多数受访者（70.1%）表示不愿意（小于 0.5）使用基层医疗卫生服务机构进行首诊。约有六分之一的受试者表示非常不愿意使用基层医疗卫生服务机构进行首诊，该群体对基层医疗卫生服务机构进行首诊的使用意愿值为 0。在财政政策展示后，基层医疗卫生服务机构首诊使用意愿的数值显著提高。大约 60% 的受试者表示，在这些政策出台后，他们对到基层医疗卫生服务机构进行首诊的使用意愿都有所增加。在非财政政策情境中，基层医疗卫生服务机构首诊使用意愿前后表现出与财政激励相同的趋势，超过 50% 的受访者表示，非财政政策增加了他们对基层医疗卫生服务机构进行首诊的使用意愿。财政政策实验组与非财政政策实验组之间的使用意愿差异为组间随机性，经独立样本 t 检验不显著（$t=1.32$，$p=0.34$）。

表 4.3 总体样本的财政激励和非财政激励展示前后的基层医疗卫生服务机构首诊使用意愿（WTU）统计结果

	财政激励	非财政激励
WTU_{before}	0.39（0.34）	0.41（0.25）
WTU_{after}	0.58**（0.37）	0.53*（0.41）

注：*$p<0.05$，**$p<0.01$。

(2) 政策激励对基层医疗卫生服务机构首诊使用意愿的影响

表 4.4 为不同政策激励于基层医疗卫生服务机构首诊使用意愿的相关分析。大多数个体特征与激励政策的相关性不显著。在财政政策激励实验组和非财政政策激励组当中，受试者对全科医生的信任程度、对全科医生政策的熟悉程度都与其使用基层医疗卫生服务机构首诊的意愿显著相关。在两种政策激励下，对家庭医生信任度高的受试者比信任度低的受试者更容易受到政策的影响。同样，两种政策激励下，熟悉全科医生政策的受试者比不熟悉全科医生政策的受试者更有可能受到这两种政策激励的影响。财政政策激励下，受试者对基层医疗卫生服务机构首诊意愿与被调查者的风险态度没有显著相关，然而，在非财政政策激励下，风险寻求者比风险规避者更容易受到非财政政策的影响。

表 4.4 两种激励政策的效果与信任、熟悉度和个体特征的相关性

变量	财政激励	SE	非财政激励	SE
性别	-0.03	0.03	0.02	0.02
年龄	0.07	0.06	-0.03	0.04
教育	-0.05	0.09	0.01	0.01
收入	-0.04	0.05	0.06	0.05
医疗保险	0.02	0.01	-0.04	0.08
慢性病	0.1	0.78	0.06	0.05
就诊次数	0.02	0.01	0.03	0.04
对家庭医生政策熟悉度	-0.11**	0.06	-0.16*	0.09
对家庭医生首诊的信任度	-0.13**	0.06	-0.06**	0.02
风险规避	0.09	0.07	0.22*	0.13

注：*$p<0.05$，**$p<0.01$。

在亚组分析中，得到了与上述分析一致的结果，如表 4.5 所示，各种激励政策展示后，基层医疗卫生服务机构首诊使用意愿均有所增加。因此，两种政策激励都能够显著提高受试者对基层医疗卫生服务机构首诊的意愿。但需要指出的是，这些政策激励的效果，在不同的群体中有所差

异，这些差异主要依据受试者个体对全科医生的信任程度、对全科医生政策的熟悉程度以及风险态度的不同而不同。在熟悉家庭医生政策的受试者中，财政政策和非财政政策激励都是提高基层医疗卫生服务机构首诊意愿的有效工具。而在不熟悉家庭医生政策的受试者中，财政政策和非财政政策激励都对受试者选择基层医疗卫生服务机构进行首诊的意愿没有显著影响。同样，对家庭医生信任程度较低的亚组中，财政政策和非财政政策激励都对受试者选择基层医疗卫生服务机构进行首诊的意愿没有显著影响，但在家庭医生高信任亚组中，政策激励显著提高了受试者对基层医疗卫生服务机构首诊的意愿。就个体风险态度而言，财政政策激励背景下，风险规避亚组和风险寻求亚组的基层医疗卫生服务机构首诊使用意愿都显著提高，且并无明显的群组差异。而非财政政策激励背景下，非财政政策激励只在风险寻求的亚组中起到显著作用，增加了该亚组对基层医疗卫生服务机构的首诊使用意愿。

表4.5 两种政策激励下 WTU 前后对比

变量			财政激励	非财政激励
性别	女	Before	0.41 (0.35)	0.42 (0.27)
		After	0.59** (0.37)	0.54* (0.35)
	男	Before	0.36 (0.29)	0.39 (0.24)
		After	0.53** (0.41)	0.51* (0.36)
年龄	≤45	Before	0.32 (0.21)	0.32 (0.27)
		After	0.41 (0.33)	0.42* (0.26)
	>45	Before	0.46 (0.41)	0.49 (0.32)
		After	0.69*** (0.27)	0.62* (0.46)
教育	教育程度低	Before	0.39 (0.31)	0.43 (0.36)
		After	0.58** (0.30)	0.54* (0.39)
	教育程度高	Before	0.35 (0.23)	0.36 (0.28)
		After	0.51* (0.41)	0.52* (0.34)

续表

变量			财政激励	非财政激励
收入	低收入	Before	0.41（0.30）	0.44（0.37）
		After	0.65**（0.25）	0.52*（0.44）
	高收入	Before	0.35（0.26）	0.35（0.32）
		After	0.48*（0.41）	0.52*（0.29）
医疗保险	有	Before	0.34（0.31）	0.35（0.23）
		After	0.54**（0.33）	0.56*（0.42）
	无	Before	0.42（0.35）	0.45（0.37）
		After	0.59**（0.44）	0.50*（0.43）
慢性病	有	Before	0.54（0.28）	0.51（0.36）
		After	0.76***（0.24）	0.64**（0.26）
	无	Before	0.31（0.30）	0.34（0.32）
		After	0.44（0.42）	0.45（0.38）
就诊次数	0~3次	Before	0.37（0.33）	0.40（0.25）
		After	0.51*（0.39）	0.48（0.36）
	>3次	Before	0.39（0.32）	0.40（0.27）
		After	0.61**（0.32）	0.55*（0.30）
对家庭医生的熟悉度	熟悉	Before	0.43（0.26）	0.44（0.34）
		After	0.62***（0.28）	0.58***（0.31）
	不熟悉	Before	0.34（0.29）	0.36（0.22）
		After	0.50（0.41）	0.43（0.39）
对家庭医生的信任度	低	Before	0.26（0.22）	0.27（0.26）
		After	0.35（0.21）	0.31（0.23）
	高	Before	0.58（0.27）	0.61（0.34）
		After	0.81***（0.33）	0.75**（0.38）

续表

变量			财政激励	非财政激励
风险态度	风险规避	Before	0.39 (0.29)	0.40 (0.35)
		After	0.56** (0.33)	0.43 (0.37)
	风险寻求	Before	0.41 (0.32)	0.42 (0.25)
		After	0.60** (0.36)	0.61*** (0.35)

注：$*p<0.05$，$**p<0.01$，$***p<0.001$。

其他人口统计学因素方面，男性和女性之间在基层医疗卫生服务机构首诊使用意愿上没有显著差异，两种政策激励在两组基层医疗卫生服务机构首诊使用意愿的增加上也并无明显差异。财政政策激励对基层医疗卫生服务机构首诊使用意愿评分增加的影响仅在老年组中显著，而非财政政策激励在老年组和年轻组均显著。两种激励政策对高学历和低学历人群的影响均显著。然而，在财政政策激励下，低学历组的 WTUs 得分比高学历组增加更多，而在非财政政策激励下，低学历组的基层医疗卫生服务机构首诊使用意愿得分比高学历组增加更少。因此，财政政策激励在年龄较大、低收入和受教育程度较低的群体中更有效，而较年轻、高收入和受过高等教育的群体则受到非财政政策激励的影响较大。

4.4 结果讨论

研究结果表明，财政政策激励和非财政政策激励均有助于促进居民对基层医疗卫生服务机构进行首诊的使用意愿。然而，不同类型政策激励的效果在不同的亚组之间有所差异。在全科医疗信任度低、无慢性病、对家庭医生政策不熟悉的亚组中，财政政策和非财政政策均不足以激励患者提高对低水平基层医疗卫生服务机构的使用意愿。非财政激励在就诊次数较少的亚组和风险规避者亚组中起到的促进作用有限。研究表明，弱势群体的健康状况较差。我们的研究结果表明，那些弱势群体（如老年人、慢性病受访者、就医次数较少的患者）不仅对选择基层医疗卫生服务机构的全科医生进行首诊表现出更高的意愿，而且对政策激励的响应也更积极。而这有可能会进一步扩大医疗卫生的不平等性，从而造成医疗资源规划方面的困难。为了解决这一挑战，人口细分是至关重要的，目标是将健康状况和偏好不同的患者群体划分为不同的和相对同质的亚群体，有助于为各个群体制定有针对性的卫生保健干预措施。

在相关政策激励的作用下，慢性疾病患者以及就诊次数较多的患者对基层医疗卫生服务机构首诊意愿的提高幅度更大、更显著。事实上，慢性疾病患者以及就诊次数较多的患者群体需要定期获得处方药或医疗卫生服务。本研究的相关政策可以允许全科医生为该患者群体开具长达 2 个月的处方药，这可以减少他们到医疗机构进行常规治疗的时间和次数。也就是说，在这些激励政策下，对于经常需要常规医疗护理服务的患者群体来说，选择基层医疗卫生服务机构作为首诊机构所获得的益处，远远大于对日常医疗护理需求较少的患者群体。因此，家庭医生政策可以先针对对常规医疗护理服务需求更多的患者群体，如老年和慢性病患者，然后逐步扩展到整个人群。

对家庭医生首诊能力的不信任以及对家庭医生政策知识的缺乏是家庭医生政策推广的关键障碍因素之一。对家庭医生首诊能力不信任的群体和对家庭医生政策缺少认知的群体中，政策激励的效果都被大打折扣。因此，为了帮助患者积累对基层医疗卫生服务机构的信任，基层医疗卫生服务机构应扩大社区的支持网络，并不断提高管理患者初级卫生保健服务需求的能力。另外，患者可能会对家庭医生制度和"看门人"政策产生误解，因此，需要进一步提高患者对家庭医生制度的认识[165]。可以利用大众传媒工具，如电视、广播、报纸广告、黑板和讲座等，进行与家庭医生制度和社区首诊政策有关的宣传工作。家庭医生服务方面的培训和免费初级医疗保健知识教育项目的开展，也可以让公众了解家庭医生政策和初级诊疗系统的各个方面的优势，例如增加连续性和全面性的医疗卫生保健护理服务，以指导患者合理利用医疗资源，增加医疗服务的公平性。

在我们的样本群体中，非财政政策激励显著增加了风险寻求者对基层医疗服务机构进行首诊的意愿，然而，在风险规避者中，财政政策和非财政政策的激励都没有起到显著效果。根据决策理论，这一发现可以被解释为风险厌恶[166,167]。之前研究发现，有关风险的信息通常会降低人们分担这些风险的意愿。我们的实验中，非财政激励政策存在不确定性，患者是否以及在多大程度上可以通过转诊系统缩短他们的等待时间受到各种其他因素的影响。因此，在风险规避的患者群体中，他们更倾向于选择熟悉和确定性更高的选项，即更高一级的大医院，而不是有更高收益却存在不确定性的选项，即家庭医生首诊。实际上，个体对风险的态度差异很大，风险态度与包括医疗决策在内的一系列行为都紧密相关[168,169]。更具体地说，公共政策和个体风险态度之间的关联虽然在之前的研究中已经被展示出来，但在相关研究和政策讨论中大多被忽视[170,171]。本章的研究结果表明，决策者在制定新的干预政策时，需要重点考虑目标群体的风险规避行为。

4.5 本章小结

本章从实证的角度分析了激励政策对我国居民选择基层医疗卫生服务机构进行首诊意愿的影响。研究结果表明，政策激励是促进居民选择基层医疗卫生服务机构进行首诊的有效手段。然而，这些政策激励的效果在很大程度上取决于个体的特征、对家庭医生政策的熟悉程度、患者对家庭医生首诊能力的信任程度，以及患者个体的风险态度。因此，决策者应考虑通过患者对政策激励的异质性反应进行人口细分，并将努力集中在关键群体上。

第5章 医疗服务的获取及其障碍对患者利用网络寻医的影响研究

5.1 引言

及时获取高质量的医疗服务对于保障和促进个体健康是十分重要的，能产生很多可观的健康结果，降低患者的住院率，提高治疗效果[92,172]。然而，现实中患者延迟甚至取消必要医疗服务获取的现象普遍存在，不仅降低了医疗服务质量，也增加了医疗支出，影响整个医疗系统的公平和效率[93]。医疗服务获取过程中存在的各种障碍因素是导致患者取消或推迟医疗服务的主要原因之一，这些就医障碍严重影响医疗服务的可及性，使患者的医疗服务需求难以得到满足。但事实上，即使患者从医疗服务机构获取了医疗服务，也有可能受到资源、技术等的限制，医疗服务需求仍没有得到解决，并且通过与专业医护人员的交流和对自身疾病状态的进一步了解，患者也可能在就医后产生更多的医疗服务需求。已有文献研究了患者从医疗服务机构对不同类型医疗服务的获取行为导致的医疗需求的变化，因此，患者从医疗服务机构获取医疗服务的行为，以及医疗服务获取过程中的障碍因素都有可能造成患者医疗服务需求得不到满足。而对于从医疗服务机构就医时，医疗服务需求没有得到满足的患者，网络以其便捷性、及时性和内容的丰富性可以作为另一重要的医疗服务获取途径。

互联网的出现改变了消费者与信息的关系，也改变了患者寻医的行为模式。在过去的十几年里，互联网技术在公共领域的迅速传播，产生了数量空前的医疗与健康相关信息，病人消费医疗服务和医疗信息的环境发生了巨大的变化。据统计数据显示，虽然医护人员和健康专业人士仍然是患者寻求医疗服务的首选,但在线医疗资源,已然成为消费者获取医疗服务和医疗信息的另一重要途径[173]。理解患者为了了解疾病或治疗而进行的线上寻医行为和活动,对于理解患者是如何管理自己的健康的至关重要。随着依赖网络寻医的患者数量持续增加,通过网络搜索、在线社区等寻求医疗信息已成为研究者们关注的焦点[174-178]。

患者利用互联网寻医的影响因素研究已相当丰富,年龄、性别、教育背景、婚姻状态、种族、经济社会地位、健康素养、健康状况、自我责任感、互联网的使用情况、网络的可及性、社会支持等组织和环境因素等都与网上医疗信息的搜寻行为有关[75-78,179]。然而,目前对在线寻医行为研究的测量比较单一,大多局限于个体使用互联网搜索健康相关信息的行为。并且,对于从医疗服务机构就医,但医疗服务需求没有得到满足时,患者的医疗服务获取行为和获取障碍是否会影响他们利用网络寻求医疗服务仍然是未知的。

立足于上述研究问题,本章对患者从传统医疗服务机构对不同类型医疗服务的获取行为和就医过程中的各种障碍因素进行了统计,同时,也对患者从线上寻医的行为从三个层面进行了描述——患者自主进行的医疗信息搜索行为、患者与医生之间的医疗信息咨询行为、同质患者参与的健康群组讨论行为。在此基础上,研究患者从医疗服务机构获取不同医疗服务的行为和各种障碍因素对患者利用网络寻求医疗服务的影响。本章研究框架如图5.1所示。不同途径来源的医疗信息对患者的自我健康管理具有重

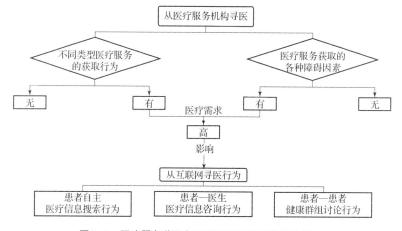

图5.1 医疗服务获取与互联网寻医关系的研究思路

要影响，研究不同途径寻医行为之间的相互影响对于优化医疗系统资源以及提高医疗服务效率与质量具有非常重要的意义。

5.2 数据说明

5.2.1 数据来源

医疗数据由于具有很高的保密性和复杂性通常较难获取，患者的医疗信息更是受到隐私保护，现实世界患者医疗数据的收集有很多规范和限制[180,181]。考虑到本章的研究结果具有较高的普适性，且基于数据的可获得性，本章数据采用美国国家卫生统计中心（National Center for Health Statistic，NCHS）、美国国家疾病控制和预防中心（Centers for Disease Control and Prevention，CDCP）及美国各地区疾病控制和预防中心联合进行的全国健康访谈调查（National Health Interview Survey，NHIS）。NHIS 是一项年度的、全国性的、具有代表性的、多用途的家庭健康和健康行为横断面调查，是美国居民医疗健康方面最全面的调查数据资源之一[182]。该调查利用一个复杂的、多阶段的概率抽样法来获取有代表性的家庭及家庭中的成年人的样本数据，同时设计了样本权重来考虑被调查者的选择概率，并创建了设计变量来确定被调查者的主要抽样单位和抽样层[183]。自 1957 年开始，NHIS 数据每年由美国人口普查局训练有素的专业采访人员通过个人、家庭访谈进行收集，年响应率均在 80% 以上。NHIS 调查包括核心调查和一个或多个补充调查。核心调查问卷又分为家庭调查问卷、个体调查问卷及成人调查问卷，其中个体调查问卷记录每个家庭成员的基本信息，包括人口统计特征（性别、年龄、教育、就业、婚姻等）、身高和体重、吸烟、饮酒、体育活动、精神健康状况和保险状况等，并在每个家庭中随机选择一名成年人进行详细的访谈作为成人调查问卷，收集有关健康状况、健康行为和获得卫生保健情况的信息；家庭调查问卷包括人口数量、家庭年收入等家庭信息。

本章使用 NHIS 在 2018 年调查的数据，对家庭调查问卷、个体调查问卷及成人调查问卷进行整合，分别用于获取个体的家庭年收入、个体的基本特征和健康相关信息，如年龄、性别、教育水平、婚姻、工作、健康状态、患病史、在线医疗信息寻求行为、医疗服务机构就医信息等。NHIS 调查针对18岁以上的美国成年人群，样本总数量为26 427。在数据处理阶段，首先删除了教育水平、利用网络获取健康信息行为等关键变量上数据缺失的样本（$n=422$），最终得到的样本数量为26 005。此外，由于家庭年收入变量的数据缺失量较大，NHIS每年都会将缺失的家庭收入和个人收入数据依据国民经济核算体系，采用多重归位法进行归位，得到家庭年收入和个人年收入估算值的五个ASCII数据集。本章通过对五组家庭年收入的预估值取平均值，对缺失家庭年收入的数据进行补充处理，之后将其与NHIS的原始数据合并，从而创建一个完整的数据集。

5.2.2　变量描述

本章所考虑的被解释变量为患者利用互联网寻求医疗服务的行为，分为三类：一是从患者层面，考察患者自主在网上搜索医疗信息的行为；二是从医生—患者层面，考察患者通过网络与医生进行医疗问题交流的行为；三是从患者—患者层面，考察患者参与线上健康社区交流的行为。本章的解释变量分别为患者从医疗服务机构获取不同类型医疗服务的行为和获取医疗服务的各种障碍因素，从NHIS的调查中对7类医疗服务的获取行为进行了统计，并依据Penchansky和Thomas对就医障碍的五维度分类法，从中提取了9类就医障碍相关的因素。此外，研究中也包含了一些其他个体相关的变量，包括调查对象的性别、年龄、学历、家庭收入、医疗保险、慢性病等。需要注意的是，在NHIS的调查中，所有变量均只局限于个体在过去一年中的行为和状态。

具体来说，本章涉及的变量如表5.1所示。

表5.1　研究变量定义及取值

变量	变量定义	变量取值
被解释变量	Looked up health information on the internet	线上医疗信息搜索行为，0无，1有
	Communicated with health care provider online	与医生线上交流行为，0无，1有
	Used chat groups to learn about health topics online	参与线上健康群组讨论行为，0无，1有

续表

变量	变量定义	变量取值
解释变量：医疗服务获取行为	Seen/talked to mental health professional	心理医生寻诊行为，0 无，1 有
	Seen/talked to eye doctor	眼科医生寻诊行为，0 无，1 有
	Seen/talked to a medical specialist	其他专科医生寻诊行为，0 无，1 有
	Seen/talked to a general doctor	全科医生寻诊行为，0 无，1 有
	Seen/talked to nurse practitioner	护士/助理寻诊行为，0 无，1 有
	Seen/talked to therapist	理疗师寻诊行为，0 无，1 有
	Seen/talked to a chiropractor	脊椎按摩师寻诊行为，0 无，1 有
解释变量：医疗服务获取障碍	No transportation	交通障碍，0 无，1 有
	Couldn't get through on phone	电话障碍，0 无，1 有
	Couldn't get appointment soon	预约障碍，0 无，1 有
	Wait too long in doctor's office	等待时间障碍，0 无，1 有
	Not open when you could go	工作时间冲突障碍，0 无，1 有
	Couldn't understand information given by providers	对医疗信息的理解障碍，0 无，1 有
	Providers didn't share culture	文化认同障碍，0 无，1 有
	Providers didn't respect you	尊重感障碍，0 无，1 有
	Providers didn't ask opinions/beliefs about care	观点/信念支持障碍，0 无，1 有

续表

变量	变量定义	变量取值
解释变量：医疗服务获取障碍	Total 11 health care related questions in couldnt afford […] section and delayed/skipped […] due to cost section	财务/经济障碍，0 无，1 有
协变量	Age	年龄，分类变量，18~39=1，40~59=2，60~79=3，80以上=4
	Sex	性别，0 男，1 女
	Education	教育，0 大学以下，1 大学及以上
	Household income	家庭收入，分类变量，低等收入=1，中低等收入=2，中高等收入=3，高等收入=4
	Marriage	婚姻，0 未婚/丧偶/离异，1 已婚
	Employment Status	工作，0 无工作，1 有工作
	Health insurance	医疗保险，0 无，1 有
	Health status	健康状态，分类变量，较差=1，一般=2，很好=3
	Chronic disease	慢性病，0 无，1 有

5.3 模型构建与数据分析

5.3.1 模型构建

本章分别研究患者医疗服务的获取行为和障碍对患者使用互联网寻求医疗服务的影响：患者对不同类型医疗服务的获取行为通过患者从不同类

型医务人员的寻诊情况进行反映；对于医疗服务的获取障碍，基于第2章中所述的就医障碍五维度分类法，从数据集中提取了各种就医障碍因素。两个模型中的被解释变量都是二元变量，从以往研究经验来看，Logistic 被广泛地应用于分析对不连续因变量的选择问题，所有数据分析工作均使用 Stata 软件进行。

具体模型如下：

（1）医疗服务获取行为对利用互联网寻医影响的 Logistic 回归模型

$$\ln\left\{\frac{P(y_i=1)}{1-P(y_i=1)}\right\} = \boldsymbol{\beta}_i^{1\mathrm{T}}\boldsymbol{X}^1 + \boldsymbol{\gamma}_i^{1\mathrm{T}}\boldsymbol{Z} + \varepsilon_i^1 \qquad i=1,2,3 \qquad (5.1)$$

y_i 表示在过去 12 个月中，患者是否有过某种利用互联网寻求医疗服务的行为。针对 y_i，本研究考虑三类情况：y_1 表示患者是否有自主在网上进行医疗信息搜索的行为，y_2 表示患者是否有通过网络与医生进行医疗信息交流的行为，y_3 表示患者是否参与过同质患者组成的线上健康群组讨论。

$$\boldsymbol{X}^1 = (x_1^1, x_2^1, x_3^1, x_4^1, x_5^1, x_6^1, x_7^1)^{\mathrm{T}} \qquad (5.2)$$

$$\boldsymbol{\beta}_i^1 = (\beta_{i1}^1, \beta_{i2}^1, \beta_{i3}^1, \beta_{i4}^1, \beta_{i5}^1, \beta_{i6}^1, \beta_{i7}^1)^{\mathrm{T}} \qquad (5.3)$$

$\boldsymbol{X}^1$ 表示在过去 12 个月中，患者是否到医疗服务机构获取过某种类型的医疗服务，式（5.2）中的 $x_1^1, x_2^1, \cdots, x_7^1$ 依次代表患者从心理医生、眼科医生、其他专科医生、全科医生、护士/助理、治疗师、脊椎按摩师 7 类医护人员获得医疗服务的情况，$\beta_{i1}^1, \beta_{i2}^1, \cdots, \beta_{i7}^1$ 分别代表该模型中各个因变量的系数。

$$\boldsymbol{Z} = (z_1, z_2, z_3, z_4, z_5, z_6, z_7, z_8, z_9)^{\mathrm{T}} \qquad (5.4)$$

$$\boldsymbol{\gamma}_i^1 = (\gamma_{i1}^1, \gamma_{i2}^1, \gamma_{i3}^1, \gamma_{i4}^1, \gamma_{i5}^1, \gamma_{i6}^1, \gamma_{i7}^1, \gamma_{i8}^1, \gamma_{i9}^1)^{\mathrm{T}} \qquad (5.5)$$

$\boldsymbol{Z}$ 表示协变量，z_1, z_2, z_3, $\cdots$, z_9 分别代表患者的慢性病史、年龄、性别、学历、医疗保险、家庭收入、婚姻状态、工作状态和身体状态，$\gamma_{i1}^1, \gamma_{i2}^1, \cdots, \gamma_{i9}^1$ 分别表示该模型中各协变量的系数，ε_i^1 表示随机误差项。

（2）医疗服务获取障碍对利用互联网寻医影响的 Logistic 回归模型

$$\ln\left\{\frac{P(y_i=1)}{1-P(y_i=1)}\right\} = \boldsymbol{\beta}_i^{2\mathrm{T}}\boldsymbol{X}^2 + \boldsymbol{\gamma}_i^{2\mathrm{T}}\boldsymbol{Z} + \varepsilon_i^2 \qquad i=1,2,3 \qquad (5.6)$$

同样的，y_i 表示在过去 12 个月中，患者是否有利用互联网寻求医疗服务或信息的行为，针对 y_i 本研究考虑三种情况：y_1 表示患者是否有自主在网上进行医疗信息搜索的行为，y_2 表示患者是否有通过网络与医生进行医疗信息交流的行为，y_3 表示患者是否参与过同质患者组成的线上健康群组讨论。

$$\boldsymbol{X}^2 = (x_1^2, x_2^2, x_3^2, x_4^2, x_5^2, x_6^2, x_7^2, x_8^2, x_9^2)^\mathrm{T} \tag{5.7}$$

$$\boldsymbol{\beta}_i^2 = (\beta_{i1}^2, \beta_{i2}^2, \beta_{i3}^2, \beta_{i4}^2, \beta_{i5}^2, \beta_{i6}^2, \beta_{i7}^2, \beta_{i8}^2, \beta_{i9}^2)^\mathrm{T} \tag{5.8}$$

$\boldsymbol{X}^2$ 表示在过去12个月中，患者从医疗服务机构获取医疗服务时，是否遇到过某种类型的医疗服务获取障碍，x_1^2，x_2^2，…，x_9^2 依次代表患者就医过程中出现的9类障碍因素：电话障碍、预约障碍、等待时间障碍、工作时间障碍、交通障碍、文化认同障碍、尊重感障碍、观点/信念支持障碍、对医疗信息的理解障碍，β_{i1}^2，β_{i2}^2，…，β_{i9}^2 分别代表各因变量的系数。

$$\boldsymbol{Z} = (z_1, z_2, z_3, z_4, z_5, z_6, z_7, z_8, z_9)^\mathrm{T} \tag{5.9}$$

$$\boldsymbol{\gamma}_i^2 = (\gamma_{i1}^2, \gamma_{i2}^2, \gamma_{i3}^2, \gamma_{i4}^2, \gamma_{i5}^2, \gamma_{i6}^2, \gamma_{i7}^2, \gamma_{i8}^2, \gamma_{i9}^2)^\mathrm{T} \tag{5.10}$$

$\boldsymbol{Z}$ 表示协变量，z_1，z_2，…，z_9 分别代表患者的慢性病史、年龄、性别、学历、医疗保险、家庭收入、婚姻状态、工作状态和身体状态，γ_{i1}^2，γ_{i2}^2，…，γ_{i9}^2 分别表示各协变量的系数，ε_i^2 表示随机误差项。

5.3.2 样本特征分析

样本的特征如表5.2所示。从总体情况来看，样本的年龄和性别分布都比较均匀，其中，45.2%的样本为男性，54.8%为女性；就教育情况而言，有约三分之一的参与者（33.5%）受过大学教育；在样本的家庭收入情况方面，34.9%的参与者家庭年收入小于35 000美元，29.8%的参与者每年家庭收入在35 000到75 000美元之间，11.5%的参与者家庭年收入介于75 000到100 000美元，剩下23.8%的参与者家庭年收入高于100 000美元；样本中目前有41.9%的参与者有工作；不到一半的参与者目前是已婚状态；91.1%的参与者有不同形式的医疗保险；从身体情况来看，样本中超过一半的参与者都认为自身健康状态很好，27.4%的参与者认为自己的健康状态一般，只有13.9%的参与者认为自身健康状态较差；此外，57.5%的参与者患有一种或多种慢性疾病。

表 5.2 样本特征分析

个体特征	样本比例	个体特征	样本比例
性别		婚姻	
男性	45.2%	未婚/离异/丧偶	55.5%
女性	54.8%	已婚	44.5%
年龄		医疗保险	
18~39 岁	32.1%	有医疗保险	91.1%
40~59 岁	31.4%	无医疗保险	8.9%
60~79 岁	29.8%	工作状态	
80 岁以上	6.8%	有	41.9%
学历		无	58.1%
大学以下	66.5%	健康状态	
大学及以上	33.5%	较差	13.9%
家庭年收入/美元		一般	27.4%
<35 000	34.9%	很好	58.7%
35 000~75 000	29.8%	慢性病	
75 000~100 000	11.5%	有	57.5%
>100 000	23.8%	无	42.5%

从利用互联网寻求医疗服务的患者情况来看，过去一年中，一半以上的参与者表示他们曾经利用互联网寻求过医疗服务或信息。其中，53.67%的参与者在网上搜索过医疗信息，14.56%的个体在网上与医生进行过医疗问题的交流，只有 4.20% 的参与者参与过网上的健康群组讨论。在线上进行医疗信息交流讨论的个体大部分都在网上搜索过医疗信息，其中与医生进行线上交流的参与者中，搜索过医疗信息的占 95%，参与网上群组讨论的参与者中有 93% 搜索过医疗信息。三类网上医疗信息获取行为的统计情况如图 5.2 所示。

就获取医疗服务的行为来说，样本中，超过 85% 的参与者在过去一年中至少在医疗服务机构获取过一种类型的医疗服务。其中全科方面医疗服

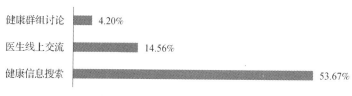

图 5.2　使用互联网获取医疗信息情况的统计结果

务的获取最多，达到了 72.46%。图 5.3 统计了样本中个体对不同类型医疗服务的获取情况。

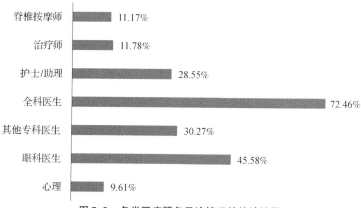

图 5.3　各类医疗服务寻诊情况的统计结果

对于就医障碍来说，近三分之一的参与者表示过去一年里，在获取医疗服务过程中面临过至少一种就医障碍。就医过程中可接受性障碍占比最高，四分之一的参与者表示就医时遇到过医生不询问不关心患者观点和信念的现象。参与者就医时面临的财务支出是第二大障碍因素，15.94% 的个体曾担心医疗费用超出支付能力，或在就医时由于担心医疗支出出现过延迟或取消就医的行为。在组织机构相关障碍里，预约障碍是第一大障碍，7.25% 的个体表示遇到过不能及时预约就诊的情况。此外，患者对医疗信息的理解障碍也是占比较高的障碍之一，6.69% 的个体表示曾经不能完全理解医护人员的诊疗结果。图 5.4 展示了各类就医障碍的统计结果。

5.3.3　结果分析

（1）网上寻医行为的个体差异分析

从互联网进行医疗服务寻求的行为在个体之间具有显著的差异，如

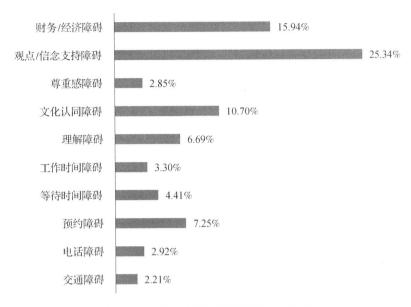

图 5.4　各类医疗服务获取障碍的统计结果

表5.3所示。其中OR为比值比，CI为置信区间。分析结果表明：女性比男性更有可能利用互联网搜索医疗信息、与医生进行线上交流，以及参与线上健康群组讨论；就年龄而言，随着年龄的增加，个体利用互联网获取医疗服务和信息的可能性越来越低；从学历情况来看，具有大学及以上学历的个体能够更充分地利用互联网进行医疗和健康问题的搜索、交流、讨论；对于家庭年收入而言，随着家庭年收入的增加，个体利用互联网进行三类医疗服务和信息获取的可能性都显著增加；相对于没有医疗保险的个体来说，有医疗保险的个体在网上搜索医疗信息和与医生进行线上交流的可能性都显著增加，但医疗保险对个体参与网上群组讨论的影响并不显著；同样的，有慢性病的患者比没有慢性病的患者更有可能利用互联网搜索医疗信息和与医生进行讨论；健康状态与个体进行网上医疗信息搜索和参与网上群组讨论的行为有关，健康状态越好的个体越有可能进行医疗信息搜索和参与群组讨论；个体的工作状态只与个体网上医疗信息的搜索行为有关，目前有工作的个体搜索医疗信息的可能性显著增加；在样本中，婚姻状态对个体的互联网寻医行为没有显著影响。

表 5.3 从互联网寻求医疗服务行为的个体差异分析

变量	医疗信息搜索		与医生线上交流		参与网上群组讨论	
	OR	95% CI	OR	95% CI	OR	95% CI
女性(相较男性)	1.79***	1.69,1.90	1.41***	1.30,1.52	1.28***	1.12,1.47
年龄(相较 18~39 岁)						
40~59 岁	0.62***	0.57,0.67	0.91*	0.83,0.99	0.70***	0.60,0.82
60~79 岁	0.43***	0.39,0.47	0.84***	0.72,0.91	0.48***	0.40,0.59
80 岁以上	0.13***	0.11,0.15	0.26***	0.20,0.35	0.33***	0.22,0.51
大学及以上(相较大学以下)	2.44***	2.28,2.64	2.23***	2.06,2.42	1.81***	1.57,2.09
家庭年收入(相较<35 000 美元)						
35 000~75 000 美元	1.61***	1.49,1.73	1.77***	1.58,1.99	1.32***	1.10,1.57
75 000~100 000 美元	2.10***	1.89,2.32	2.19***	1.89,2.52	1.32*	1.04,1.68
>100 000 美元	2.46***	2.24,2.70	3.06***	2.69,3.48	1.43***	1.17,1.77
已婚(相较未婚)	0.99	0.93,1.06	0.98	0.90,1.07	1.06	0.92,1.23
有工作(相较无)	1.07*	1.00,1.15	1.06	0.97,1.17	0.98	0.83,1.16
有医疗保险(相较无)	1.30***	1.17,1.43	2.17***	1.77,2.65	1.10	0.87,1.39
有慢性病(相较无)	1.30***	1.22,1.38	1.62***	1.49,1.77	1.07	0.93,1.24
健康状态(相较差)						
一般	1.22***	1.11,1.34	1.09	0.94,1.25	0.89*	0.72,0.96
很好	1.42***	1.30,1.56	1.07	0.93,1.23	0.72***	0.58,0.89

注: * $p<0.05$, ** $p<0.01$, *** $p<0.001$。

(2) 医疗服务获取行为对使用互联网寻医行为的影响分析

表 5.4 ~表 5.6 分别展示了患者对不同类型医疗服务的获取情况及其对患者进行医疗信息搜索、医疗信息咨询、健康群组讨论的影响。Logistic 回归估计结果表明，在控制人口特征、社会经济状况和健康状况的情况下，有过心理、眼科、其他专科、全科、护理、理疗及脊椎按摩中任何一类医疗服务获取行为的个体，通过互联网搜寻医疗信息的可能性都显著增加。同样的，对这 7 类医疗服务的获取行为也都显著增加了个体利用网络与医生进行医疗信息交流的可能性。但是，并不是所有类型医疗服务的获取行为都会影响个体参加线上健康群组讨论的行为，只有从心理医生、护士或其他专科医方获取过医疗服务的患者，其参与网上健康相关群组的交流讨论的可能性才显著增加，而眼科、全科、理疗及脊椎按摩方面的寻诊行为并不能影响患者参与线上健康群组讨论的行为。

表 5.4 各类医疗服务获取行为对在线医疗信息搜索行为的影响分析

变量	OR	95% CI
心理	1.64***	1.484，1.654
眼科	1.22***	1.118，1.265
其他专科	1.47***	1.340，1.544
全科	1.22***	1.133，1.302
护理	1.637***	1.475，1.689
理疗	1.301***	1.151，1.397
脊椎按摩	1.343***	1.198，1.449

注：由于篇幅限制未报告个体特征相关哑变量的分析结果；*** $p<0.001$。

表 5.5 各类医疗服务获取行为对线上医疗信息咨询行为的影响分析

变量	OR	95% CI
心理	1.808***	1.615，2.022
眼科	1.255***	1.159，1.359

续表

变量	OR	95% CI
其他专科	1.503***	1.380，1.636
全科	1.802***	1.622，2.002
护理	1.394***	1.285，1.512
理疗	1.491***	1.339，1.660
脊椎按摩	1.239***	1.114，1.378

注：由于篇幅限制未报告个体特征相关哑变量的分析结果；*** $p<0.001$。

表5.6　各类医疗服务获取行为对线上健康群组讨论行为的影响分析

变量	OR	95% CI
心理	1.576***	1.318，1.883
眼科	1.025	0.896，1.173
其他专科	1.326***	1.143，1.537
全科	1.066	0.910，1.248
护理	1.328***	1.155，1.526
理疗	1.130	0.933，1.369
脊椎按摩	1.076	0.893，1.297

注：由于篇幅限制未报告个体特征相关哑变量的分析结果；*** $p<0.001$。

结果显示，与更专业的身体相关的医疗服务（眼科、其他专科、理疗、脊椎按摩）相比，心理类或非专科相关（心理、全科、护理）的医疗服务对个体使用互联网进行医疗信息寻求的影响更加显著。尤其是心理疾病的寻诊行为，相对于其他类型的医疗服务，其对患者进行网上医疗信息搜索（$OR=1.64$，95% CI=$1.484\sim1.654$，$p<0.001$）、线上医疗信息交流（$OR=1.808$，95% CI=$1.615\sim2.022$，$p<0.001$）和网上健康群组讨论（$OR=1.576$，95% CI=$1.32\sim1.88$，$p<0.001$）的影响都是最大的。

结果中对网络寻医行为有显著影响的协变量包括性别、年龄、教育、收入、工作、慢性病情况和健康状态，与第一部分对个体差异分析的结果基本一致。

（3）医疗服务获取障碍对使用互联网寻医行为的影响分析

Logistic 回归模型估计的结果表明，在控制人口特征、社会经济特征和健康状况的情况下，医疗服务获取过程中的预约障碍、工作时间障碍、经济障碍、观点/信念支持障碍以及对医疗信息的理解障碍，都会影响个体进行网络医疗信息搜索的行为。其中，预约障碍、工作时间障碍、经济障碍、观点/信念支持障碍会显著增加个体使用网络搜索医疗信息的可能性，然而，有理解障碍的个体使用互联网进行医疗信息搜索的可能性显著降低（$OR=0.79$，$95\%\ CI=0.70\sim0.89$，$p<0.001$），具体结果如表 5.7 所示。

表 5.7　医疗服务获取障碍对在线医疗信息搜索行为的影响分析

变量	OR	95% CI
交通障碍	0.85	0.70，1.03
电话障碍	1.13	0.93，1.37
预约障碍	1.85***	1.62，2.11
等待时间障碍	0.87	0.75，1.01
工作时间障碍	1.37***	1.15，1.63
理解障碍	0.79***	0.70，0.89
文化认同障碍	0.98	0.89，1.07
尊重感障碍	0.97	0.81，1.16
观点/信念支持障碍	1.21***	1.14，1.29
财务/经济障碍	1.38***	1.30，1.47

注：由于篇幅限制未报告个体特征相关哑变量的分析结果；*** $p<0.001$。

与患者利用互联网搜索医疗信息的分析结果相似，患者在就医过程中出现的预约障碍、工作时间障碍、对医疗信息的理解障碍、经济障碍同样是影响他们与医生进行线上交流的显著性影响因素。除此之外，医疗服务获取过程中的交通障碍也对线上与医生交流的行为有显著影响,与没有交通障碍的个体相比,有交通障碍的个体使用网络与医生进行交流的可能性增加了1.4倍(OR=1.4,95% CI=1.07~1.83,$p<0.01$),具体的回归结果如表5.8所示。

表5.8 医疗服务获取障碍对线上医疗信息咨询行为的影响分析

变量	OR	95% CI
交通障碍	1.40**	1.07,1.83
电话障碍	1.14	0.91,1.41
预约障碍	1.64***	1.42,1.90
等待时间障碍	0.94	0.78,1.15
工作时间障碍	1.29**	1.06,1.56
理解障碍	0.75**	0.62,0.90
文化认同障碍	1.01	0.89,1.14
尊重感障碍	1.10	0.86,1.41
观点/信念支持障碍	0.99	0.91,1.07
财务/经济障碍	1.09*	1.01,1.18

注:由于篇幅限制未报告个体特征相关哑变量的分析结果;* $p<0.05$,** $p<0.01$,*** $p<0.001$。

从就医障碍对个体参与线上健康群组讨论行为的影响分析来看,除了交通障碍、预约障碍、工作时间障碍和经济障碍外,个体寻医过程中感受到的文化差异与较低的文化认同感也会显著增加他们参与线上健康群组讨论的可能性(OR=1.23,95% CI=1.01~1.48,$p<0.05$),表5.9展示了医疗服务获取障碍对患者参与线上健康群组讨论行为的影响分析结果。值得注意的是,在三种利用互联网寻医的行为分析中,预约障碍的影响都是最大的。此外,结果中能够显著影响患者使用网络寻医的协变量包括性别、年龄、学历、收入、工作、医疗保险、慢性病情况和健康状态,与第一部分对个体差异分析的结果基本一致。

表 5.9　医疗服务获取障碍对线上健康群组讨论行为的影响分析

变量	OR	95% CI
交通障碍	1.40*	1.08，2.01
电话障碍	1.18	0.86，1.62
预约障碍	1.48**	1.18，1.86
等待时间障碍	1.12	0.85，1.49
工作时间障碍	1.48**	1.13，1.95
理解障碍	1.05	0.81，1.37
文化认同障碍	1.23*	1.01，1.48
尊重感障碍	1.36	0.98，1.90
观点/信念支持障碍	0.94	0.82，1.08
财务/经济障碍	1.61***	1.39，1.85

注：由于篇幅限制未报告个体特征相关哑变量的分析结果；$*p<0.05$，$**p<0.01$，$***p<0.001$。

5.4　结论及管理启示

5.4.1　结论

本章研究了个体利用互联网寻求医疗服务的三种行为模式，重点关注从医疗服务机构获取不同类型医疗服务的行为和获取医疗服务的各种障碍因素的相关影响，主要结论如下：

①使用互联网获取医疗服务的行为在个体之间具有显著的差异，性别、年龄、学历、收入、医疗保险、慢性病情况、健康状态、工作状态都与患者使用互联网寻医的行为有关。样本中的老年人、受教育程度较低的群体和低收入群体与相对立的群体之间，使用互联网寻求医疗服务的差距尤其显著。年轻人和受教育程度更高的人使用互联网获取医疗信息的概率更大，对此的合理解释是，年轻人、受过高等教育的人相对来说健康问题可能并不严重，不足以促使他们分摊出精力或时间去获取常规的医疗服

务，因此，该类人群更习惯尝试自己解决部分健康问题[184]。再加上年轻人、高学历、收入更高的群体更习惯使用互联网，因此，为他们提供容易获得、用户友好、更加精准和可靠的在线医疗资源有助于该群体做出更恰当的医疗决策，进而保持或改善他们的健康状况。

②在医疗服务机构有过任何一类医疗服务寻诊行为的个体，通过互联网寻医的可能性显著增加，其中，与更专业的医疗服务类型相比，心理方面或者全科类的医疗服务与患者使用互联网寻医之间的关系影响更加强烈。这可能是因为，针对具体疾病就诊的患者可能已经从专业医生那里获得了针对性的建议，从而减少了在线寻医的需求；而全科门诊很多情况下需要进一步的就诊，从而增加在线寻医的需求；对于心理方面医疗服务的获取，既往研究发现，患者对心理健康问题的耻辱感在很大程度可以促进患者使用互联网获取相关医疗服务的行为[185]，因此，有心理方面寻诊行为的患者，使用互联网获取医疗服务的可能性也更大。

③从医疗服务获取障碍对利用网络寻医行为的影响结果可以得出，当由于就医障碍导致医疗服务需求没有得到满足时，人们可能对在线医疗服务表现出更高的需求。当个体在就医时出现财务障碍、预约障碍以及工作时间冲突时，使用互联网搜索医疗信息、与医生交流、参与群组讨论的可能性都显著增加。由此得出，对于通过传统就医渠道获得医疗服务过程中渠道本身的可获得性或可支付性造成的障碍，互联网可以作为一种成本更低、更便捷的医疗信息来源。然而，患者对所获取医疗信息的存在理解困难时，其使用互联网搜索医疗信息和与医生线上交流的可能性都降低了，说明患者对医疗信息的理解障碍很可能是由于自身的认知能力不足造成的。认知能力不足在很多研究中与老年群体、教育不足、社会经济地位低下等有显著关系，该类群体在网络可及性和使用方面也可能存在问题。

5.4.2　管理启示

鉴于互联网作为重要医疗信息来源的巨大潜力，以及它在促进个体参与医疗保健方面的重要作用，需要进一步提高互联网在医疗服务中的应用，政府尤其需要关注弱势群体，促进该类人群中互联网的接入和网络医疗资源的使用。以前的研究表明，培训项目和技术支持可有助于低收入人群互联网的使用[186]。但同时，为了在复杂的医疗条件下增加互联网的使用，医疗信息的内容和网页设计等需适应教育水平较低、老年人等有认知能力限制的群体，因此，需要相应的教育项目提高低认知能力群体对医疗信息的理解能力[187]。

网络上丰富的医疗资源有助于满足无法及时从传统渠道获取医疗服务患者的医疗需求。患者可以通过互联网更及时地就具体医疗问题咨询专业的医务人员，也可以通过参与组成的线上群组，与很多具有相同健康问题的同类患者进行疾病、诊疗等各方面信息的交流，获取更广泛的经验和意见。然而，要使互联网真正物尽其用，向用户提供正确的信息，这就需要政府从政策层面进行把控，对线上医疗资源进行调整和监控，使其效用最大化。为此，政府可以制定相关政策，对在线医疗支付进行补偿，确保医患在线交流的隐私性和机密性，并为在线医疗的内容、形式等的适宜性制定指导方针。

此外，政府通过网络进行医疗项目调查时，可以针对性招募具有医疗服务获取障碍和与医生互动受限的群体，这在一定程度上可以改善临床试验中部分样本人群代表性不足的现象。

5.5 本章小结

本章对患者从医疗服务机构中获取不同类型医疗服务的行为和医疗服务获取过程中的障碍因素进行了统计，分别讨论了医疗服务的获取行为和获取障碍对个体使用互联网获取医疗服务的影响。研究结果表明，对不同类型医疗服务的使用都会促进个体使用互联网寻医的行为。对于就医障碍而言，尽管大多数就医障碍都会增加患者使用网络寻医的行为，但对医疗信息存在理解障碍的个体使用互联网寻医的可能性降低了。本研究阐明了从医疗服务机构和互联网两个途径获取信息之间的关系，开拓了个体寻医行为模式研究的新方向。通过确定无法通过传统途径满足就医需求的患者人群，并阐明他们使用互联网获取医疗服务的需求，可以为特定人群提供个性化的在线医疗服务。本章的研究结果为政策制定者制定有效的政策方针，从而提高网络医疗资源的质量，并通过将其传播给适当的受众提供了实证依据。

第6章 基于风险和时间偏好的患者遵医行为研究

6.1 引言

通过第3章、第4章和第5章的研究可知,个体从医疗服务机构和互联网两种途径的寻医行为受到多种因素的影响,且这些影响在不同的个体中存在显著的差异。接下来,我们将讨论个体获取了医疗服务和信息以后,如何利用相关信息指导自身的健康行为,本书对健康行为的讨论主要关注患者的用药行为。在本章,我们先讨论当心血管疾病患者从医疗服务机构寻医后,其遵医用药的行为。

心血管疾病(Cardiovascular Disease, CVD)给全世界造成了巨大的健康和经济负担。2008年,在全球发生的5 700万例死亡事件中,有3 600万人(近三分之二)死于非传染性疾病(Non-communicable Diseases, NCDs),其中心血管疾病和癌症造成的死亡病例分别为1 700万人(占非传染性疾病死亡人数的47%)和760万人(占非传染性疾病死亡人数的21%)[188]。在美国,2011—2012年,由心血管疾病产生的年度直接医疗费用为1 931亿美元,相比之下,第二大死亡原因癌症的直接成本仅为887亿美元,据官方估计,心脑血管疾病还将对未来生产力造成1 235亿美元的间接成本损失,使总损失成本增加到3 166亿美元[189]。

事实上,有九成的心血管疾病是可以通过预防进行控制的。在过去的几年中,心血管疾病的发病率有下降的趋势,其引发的总体死亡率也持续降低,这至少部分归功于有效的预防性药物治疗,包括抗血小板治疗(例如,阿司匹林)、抗高血压治疗,及血脂异常治疗(例如,他汀类药物)[190,191]。其中，适当服用阿司匹林对预防原发性心血管事件发生的价值早已被广泛证实，可以减少由心肌梗死和中风导致的住院和过早死亡[192]。阿司匹林是现代医学中最具成本效益的预防性药物之一，由于其价格便宜且可获得性较高，已被广泛用于心血管疾病的防控，成为心血管疾病的基础药物疗法。研究人员估计，若在美国增加10%的阿司匹林用量，每年可防止8 000名80岁以下的成年人因心血管疾病死亡[193]。

但在心血管疾病的预防中，患者对药物治疗的依从性普遍较差[129]。在现实医疗体系中，通常将80%的药物依从率作为阈值，当药物依从率低于这一阈值时，医疗卫生管理者就需要制定相关的激励和优化政策来促进患者的合理用药行为。众多的研究和分析报告显示，目前慢性心血管疾病预防治疗的依从率为60% ~ 75%，因此，急需从个体层面研究相关的行为影响机制[194]。另外，因为阿司匹林存在副作用，其中最严重的情况下会增加患者的出血风险，包括消化道出血和出血性中风[195]，所以，权衡潜在药物不良反应（Adverse Drug Reactions，ADRs）的风险和药物治疗的预期益处的原则仍然适用于心血管疾病防控中阿司匹林的使用。越来越多的证据表明，在这种结果不确定的情况下，风险态度和时间偏好对个人的行为和决策产生的影响不可忽略[196-198]。

现有文献中对有关药物治疗依从性的分类和测量主要有以下方面：第一种被称为原发性不依从（Primary Non - adherence）。在这种情况下，医生开具了用药处方，但患者从未开始相应的用药行为。这种分类取决于患者是否开始进行药物治疗。第二种类型的不依从被称为不坚持（Non - persistence）。在这种情况下，患者在开始服药一段时间后，在没有得到医生建议的情况下擅自停止服药。停止用药的行为很多都是在无意的情形下发生的，通常源于个人能力和医疗资源的限制（例如，获取处方、成本、竞争需求等方面的问题），而故意停药的行为则多源于个体的信念、态度、期望等。第三种类型的不依从被称为不一致（Non - conforming）。在这种情况下，对依从性的评估方式是按照病人开始服药后，有没有严格按医嘱服药的规则用药，相关的不依从行为包括，用药剂量不够，服药时间不正确，过度用药等。以上几种方式都可以定义不良依从性，但在现有的文献中很少进行整合与比较。

综上所述，本章将基于现有的研究成果，从个体的风险态度和时间偏好两个崭新的角度出发，探讨其对患者药物治疗的开始、停止以及依从状态三种用药行为的影响。

6.2 实验设计及数据收集

6.2.1 风险偏好测量实验

心血管疾病是一种典型的慢性无症状疾病，该类疾病的药物治疗具有以下特征：首先，除了病情恶化外，该类患者日常中可能不会出现严重症状，所以很容易使患者低估用药的潜在益处；其次，药物治疗需要病人长期的用药，治疗的预期收益只能通过患者的坚持用药行为在未来产生；最后，很多患者对治疗有明显的副作用[199]。从理论角度看，风险规避对坚持药物治疗的定向效应是模糊的，因为药物治疗的成本和收益都是有风险的。根据理性行为模型，考虑用药治疗的患者将在药物副作用、用药相关成本与药物治疗带来的潜在好处之间进行权衡。因此，患者的个人风险态度可能与他们放弃或中断治疗的决策或在治疗期间的坚持程度有关。如果将治疗视为一种保险形式，就可以更形象地对风险态度的作用进行描述，保险不会彻底消除疾病，但可以减少疾病发作、发展等损失的可能性，其中，患者的"溢价"包括药物成本、治疗时间成本以及与治疗相关的生活质量下降[200]。换句话说，当患者感到与药物治疗及副作用相关的不适超过了治疗的潜在好处时，他们就会表现出不依从的行为。基于此，本章研究的假设，相对于风险规避者，风险寻求者更有可能出现不坚持用药的行为。

具体风险偏好实验原理见4.2.2。

本实验开始前，患者被要求想象以下假设情境："假设你正经受某种疾病折磨，需要在两种药物治疗方案A和B中做选择。A方案和B方案都有使患者身体处于完全健康状态的疗效，但这两种治疗方案所产生疗效的持续时间不同，且都有两种可能的结果，以下实验中分别给出了相应疗效持续天数及其概率。此外，需要注意的是，不管选择哪种治疗方案，当治疗产生的疗效结束时，患者的身体会回到开始治疗之前最初的疾病状态，本实验中，也不会考虑进一步的治疗。例如，在第一行的选择中，通过 A 方案的治疗，您的身体处于完全健康的状态能持续 200 天的可能性为 10%，也有 90% 的可能您的身体处于完全健康状态的天数只能维持 160 天；若您选择治疗方案 B，则有 10% 的可能您的身体处于完全健康状态的天数会高达 385 天，同时，您身体处于完全健康状态只能维持 10 天的概率也高达 90%。"受试者面临表 6.1 所示的 10 道决策题，并需在低风险的选项 A 和高风险的选项 B 之间做出选择，A 和 B 的期望回报之差由大变小并由正转负。

表 6.1 医疗情境中的风险偏好测量实验

治疗方案 A				治疗方案 B				选择	
概率	身体处于完全健康的天数	概率	身体处于完全健康的天数	概率	身体处于完全健康的天数	概率	身体处于完全健康的天数	A	B
10%	200	90%	160	10%	385	90%	10	A	B
20%	200	80%	160	20%	385	80%	10	A	B
30%	200	70%	160	30%	385	70%	10	A	B
40%	200	60%	160	40%	385	60%	10	A	B
50%	200	50%	160	50%	385	50%	10	A	B
60%	200	40%	160	60%	385	40%	10	A	B
70%	200	30%	160	70%	385	30%	10	A	B
80%	200	20%	160	80%	385	20%	10	A	B
90%	200	10%	160	90%	385	10%	10	A	B
100%	200	0%	160	100%	385	0%	10	A	B

6.2.2　时间偏好测量实验

时间偏好是衡量决策者耐心程度的指标，指行为个体在现期收益与未来收益之间存在偏好差异的现象。基于跨时间选择理论，消费者会根据市场利率对未来收益或成本进行折现，折现率越高的个体越没有耐心，也更加关注当前收益。最初对风险偏好的研究也源于投资领域。研究表明，消费者表现出了5%~95%不等的隐性折现率，消费者的折现率明显高于市场利率，说明比起长远利益，消费者更加注重当前的短期利益，其投资决策受到个体时间偏好的影响[168]。随后，风险偏好被扩展到各个领域。Qiu等分别调查了美国亚利桑那州和加利福尼亚州居民参与分时电价项目的情况，发现时间偏好对消费者采用可编程恒温器具有显著的负面影响[201]。Newell等随机调查了美国1 217个家庭对节能投资的支付意愿，发现个体的贴现率可以显著影响家庭对节能投资的支付意愿[202]。医疗领域中，患者的时间偏好对接种疫苗、预防护理和医学检测的接受程度有显著影响[9]。但目前为止，时间偏好在患者遵医用药行为的研究中并没有报道。

药物治疗的预期收益将在未来某个时期产生，即使用阿司匹林预防心血管疾病类似于今天的投资（定期规范服药）在未来的收益（减少未来的发病），时间偏好很可能会产生影响。所以，除了风险偏好，独立研究时间偏好如何影响患者用药的行为决策也很重要。如果一个人把足够的价值放在避免未来的症状上（例如，这个人的时间偏好较低，即较有耐心），那么他会认为当前的投资是值得的[203]。我们假设，预期更多面向未来的个体比更多面向当前的个体更重视未来的健康状况，因此，更有可能在阿司匹林治疗过程中忍受不适，更倾向于坚持良好的用药行为，预期从将来获取更好的健康结果。

以往很多研究对时间偏好与风险态度的测量存在混淆[200]。Andreoni表明风险偏好和时间偏好是不同的[204]。Matteo等在希腊雅典的一所大学医院进行了田野实验，测试医生和患者是否有相似的风险偏好和时间偏好，结果表明，医生和病人在时间偏好上存在显著差异，但两组群体在医疗领域决策的风险偏好并不存在系统性差异[9]。Andersen等在2008年提出的用于测量时间偏好的MPL是目前应用最广泛的方法之一[205,206]。最近，越来越多的研究表明，个体在不同情境中，面对不同决策时，其风险态度和时间偏好都存在很大的差异[207]。为了更加准确地测量个体在特定情境中的风险态度和时间偏好，上述MPL已经被改编成多种版本分别应用于金融、交通、农业等各个领域。

为了测量与患者用药相关的时间偏好，本章将 Tanaka 的 MPL test 进行了改编，使其应用于医疗健康领域。受试者在实验开始时需要想象以下假设场景："假设你正经受某种疾病折磨，需要在两种药物治疗方案 A 和 B 中进行选择，A 方案和 B 方案都有使患者身体处于完全健康状态的疗效。所不同的是，A 方案能确保您身体处于完全健康状态的天数持续 360 天，但由于资源限制，该方案需要等待一段时间才能进行，若选择 B 方案，您身体处于完全健康状态天数不及 A 方案多，但该方案今天就可以进行。假设一旦治疗开始，你的身体处于完全健康状态的持续天数为以下每个选项中所呈现的天数，但在治疗结束后，你的身体又会回到最初的状态，即开始治疗前的状态，本实验假设不允许再进行额外治疗。例如，在第一行的选择中，若选择方案 A，治疗将在一周后开始进行，你将获得 360 天的完全健康状态，若选择方案 B，今天便可以开始进行治疗，但只能获得 60 天的完全健康状态。"参与者面临表 6.2 所示的 18 道决策题。

表 6.2 医疗情境中的时间偏好测量实验

序号	治疗方案 A		治疗方案 B		选择	
	身体处于完全健康状态的天数	治疗开始时间	身体处于完全健康状态的天数	治疗开始时间	A	B
1.1	360	1 周后	60	今天	A	B
1.2	360	1 周后	120	今天	A	B
1.3	360	1 周后	180	今天	A	B
1.4	360	1 周后	240	今天	A	B
1.5	360	1 周后	300	今天	A	B
1.6	360	1 周后	360	今天	A	B
2.1	360	1 周后	60	今天	A	B
2.2	360	1 月后	120	今天	A	B
2.3	360	1 月后	180	今天	A	B

续表

序号	治疗方案 A		治疗方案 B		选择	
	身体处于完全健康状态的天数	治疗开始时间	身体处于完全健康状态的天数	治疗开始时间	A	B
2.4	360	1月后	240	今天	A	B
2.5	360	1月后	300	今天	A	B
2.6	360	1月后	360	今天	A	B
3.1	360	3月后	60	今天	A	B
3.2	360	3月后	120	今天	A	B
3.3	360	3月后	180	今天	A	B
3.4	360	3月后	240	今天	A	B
3.5	360	3月后	300	今天	A	B
3.6	360	3月后	360	今天	A	B

6.2.3 数据收集与变量测量

数据收集时间为2018年10月—2019年3月，本实验的参与者是数据收集期间在浙江省四家医院进行就诊的门诊患者。根据阿司匹林在心血管疾病防控中的使用指南，参与者首先需要满足以下筛选条件：①40岁或以上；②有心血管疾病或心血管疾病风险因素（$n=763$）；③医生曾开具过小剂量的阿司匹林服用的处方，来预防或控制心血管疾病（$n=412$）。本实验中的心血管病主要是指冠心病、心绞痛、心脏病或中风，心血管疾病的风险因素包括糖尿病、高血压、高胆固醇和吸烟行为。最终符合条件的患者在签署知情同意书后，被邀请参加我们的最终调查。

实验问卷设计完成之后，我们首先在某医院对30名门诊患者进行了小规模的面对面调查。然后，根据预实验中参与者的反馈意见，对问卷进行了调整与改进。最终的调查问卷包括两部分：第一部分是两个独立的多元价格表实验,分别用于测量患者的风险态度和时间偏好。第二部分是人口统计学变量和可能影响患者用药决策的其他相关变量,包括年龄、性别、学历、家庭收入、健康状态、患病情况等。最后,四名训练有素的调查人员共收集了412份问卷,剔除含有异常值的无效问卷55份,最终得到用于后续分析的有效问卷357份,有效回应率达86.7%。

本章的被解释变量为三种阿司匹林的用药依从性:开始用药、停止用药、用药期间依从性状态,采用李克特量表进行测量。受试者对阿司匹林的用药依从性进行自我评估,其选项包括"总是""几乎总是""有时""偶尔""从不"。具体来说:①对于用药期间依从性状态而言,选择"总是"或"几乎总是"的患者被视为用药期间具有良好的用药依从性,选择"有时"或"偶尔"的患者则被视为用药期间依从性相对较差;②对于患者开始用药的行为决策,选择"总是""几乎总是""有时"或"偶尔"的患者被视为开始药物治疗,依从性较好,而选择"从不"的参与者则被视为没有开始药物治疗,依从性较差。

本章的患者的风险态度用患者从选项A转换到选项B的转换点来表示。风险中性的患者会在决策1~4中选择A,在决策5进行转换,之后的决策选择B;风险寻求者在决策5之前转换到B选项;而风险厌恶者在决策5之后转换。转换点的值越高,患者的风险厌恶程度越高。同样,时间偏好测量实验中从选项A转换到B的转换点用来衡量患者的时间偏好,最终时间偏好为三个场景中转换点的平均值。越有耐心或者说折现率越低的患者,越会更早地从A选项转换到B选项。此外,用于分析的解释变量还包括了常见的人口统计学变量:年龄、性别、教育程度、收入情况。

6.3 模型构建与数据分析

6.3.1 模型构建

本章涉及患者遵医行为的二元决策问题,采用Logistic回归进行数据分析,构建了三个心血管疾病患者的遵医用药行为模型,所有模型中,自变量都包括了患者的人口统计学特征、就诊次数、具有的心血管疾病风险因素数量、胃溃疡及关节炎病史,以及最重要的测度——风险态度和时间偏好。所有数据分析工作均使用 Stata 软件进行。

模型表示如下:

$$\ln\left\{\frac{P(y_i=1)}{1-P(y_i=1)}\right\} = \boldsymbol{\beta}_i^{\mathrm{T}} \boldsymbol{X} + \boldsymbol{\gamma}_i^{\mathrm{T}} \boldsymbol{Z} + \varepsilon_i \qquad i=1,2,3 \qquad (6.1)$$

y_i 表示患者是否遵从医嘱使用阿司匹林进行心血管疾病的防控。研究中的遵医行为考虑三种情况:y_1 表示患者是否曾经开始服用阿司匹林;y_2 表示患者开始服用阿司匹林后,是否在没有医嘱的情况下擅自停止用药;y_3 表示患者在服用阿司匹林期间,是否按照医嘱规范用药。

$$\boldsymbol{X} = (x_1, x_2, x_3, x_4, x_5, x_6)^{\mathrm{T}} \qquad (6.2)$$

$$\boldsymbol{\beta}_i = (\beta_{i1}, \beta_{i2}, \beta_{i3}, \beta_{i4}, \beta_{i5}, \beta_{i6})^{\mathrm{T}} \qquad (6.3)$$

$\boldsymbol{X}$ 代表研究中的解释变量,x_1、x_2 分别代表本实验中患者风险态度和时间偏好的转换点,x_3 表示患者在过去一年中的就诊次数,x_4 表示患者目前所具有的心血管疾病风险因素数量,x_5、x_6 分别表示目前是否患有关节炎和胃溃疡,β_{i1},β_{i2},…,β_{i6} 分别代表各因变量的系数。

$$\boldsymbol{Z} = (z_1, z_2, z_3, z_4)^{\mathrm{T}} \qquad (6.4)$$

$$\boldsymbol{\gamma}_i = (\gamma_{i1}, \gamma_{i2}, \gamma_{i3}, \gamma_{i4})^{\mathrm{T}} \qquad (6.5)$$

$\boldsymbol{Z}$ 表示协变量,z_1,z_2,z_3,z_4 分别代表患者的年龄、性别、学历、医疗保险情况,γ_{i1},γ_{i2},γ_{i3},γ_{i4} 分别表示各协变量的系数,ε_i 表示随机误差项。

6.3.2 样本特征分析

本次调查的所有参与者中,有 298 人患有心血管疾病,465 人有心血管疾病风险因素,其中,412 人(54%)曾收到过医生开具的处方,要求每日服用低剂量阿司匹林进行心血管疾病防控,81% 的受试者表明曾根据处方开始进行过药物治疗,然而,其中 34% 的受试者只是偶尔或有时服用阿司匹林。本实验样本的特征如表 6.3 所示。受试者的平均年龄是 60.8 岁,其中约一半是男性,一半以上没有获得高中学历。在调查期间,5% 的参与者仍然没有医疗保险。本实验样本的风险态度和时间偏好的平均切换点分别为 5.72 和 3.87。

表 6.3 样本的特征统计

个体特征	样本均值	样本比例
风险态度（转换点）	5.72	
时间偏好（转换点）	3.87	
年龄	60.8	
性别		
男		50.1%
女		49.9%
教育		
高中以下		56.0%
高中		24.9%
大学及以上		19.1%
医疗保险		
有		95.0%
无		5.0%
就诊次数		
<2 次		21.3%
>2 次		78.7%
糖尿病史		
有		29.4%
无		70.6%
高血压史		
有		74.2%
无		25.8%
高胆固醇史		
有		48.5%
无		51.5%

续表

个体特征	样本均值	样本比例
目前吸烟		
是		19.3%
否		80.7%

6.3.3 样本风险态度、时间偏好的差异分析

受试者在本次风险态度和时间偏好实验中表现出的转换点与已有文献相似。在风险态度测量实验中，平均转换点为5.72，样本整体表现出了风险厌恶。时间偏好实验得到的平均转换点为3.87。

为了探究本实验样本在风险态度和时间偏好方面的差异，我们构建了两个简单的最小二乘（Ordinary Least Squares, OLS）估计，分别用于分析风险态度、时间偏好与样本人口统计特征之间的相关性。这里的OLS模型并不是用来说明人口统计特征与风险态度和时间偏好的因果关系，而是用来估计他们之间的相关性。根据表6.4风险态度的OLS模型显示，受教育程度是唯一具有显著统计学意义的人口统计学变量，在控制其他人口统计学因素的情况下，具有大学学历的参与者比没有大学学历的参与者更加厌恶风险。现有文献对教育水平与风险规避之间的关系呈现差异化的结果。一些研究与我们的结果相反，表明更高的教育背景与更高的风险承受能力有关[208]。而在表6.5所示的时间偏好OLS模型中，所有人口统计特征变量均不显著，表明本实验中的受试者在时间偏好方面不存在显著的差异。

表6.4　样本的人口统计变量与风险偏好的相关性分析

个体特征	相关系数	p 值
年龄	0.005	0.097
性别（相较男）		
女	0.033	0.167

续表

个体特征	相关系数	p 值
学历（相较大学以下）		
大学及以上	0.046	0.019
医疗保险（相较无）		
有	−0.021	0.299
就诊次数（相较≤2次）		
>2次	0.075	0.441

表 6.5　样本的人口统计变量与时间偏好的相关性分析

个体特征	相关系数	p 值
年龄	0.001	0.372
性别（相较男）		
女	0.068	0.155
学历（相较大学以下）		
大学及以上	0.050	0.069
医疗保险（相较无）		
有	−0.031	0.222
就诊次数（相较≤2次）		
>2次	0.044	0.085

6.3.4　结果分析

三个亚组的 Logistic 回归估计结果分别如表 6.6～表 6.8 所示，表中的 OR 为比值比，CI 为置信区间。由结果可知，同时对个体开始用药行为、停止用药行为和用药期间依从性表现有显著影响的因素仅包括个体的年龄、风险态度以及患者所具有风险因素的数量；而患者开始用药和停止用药的行为决策还受到目前医疗保险情况的影响；对于已经开始用药的患者来说，其停止用药的行为决策和其持续用药期间依从性的表现，除了与年龄、风险态度以及风险因素的数量有关以外，也可以用时间偏好来解释。受试者的性别、所受教育程度、就诊次数对患者的三种遵医用药行为决策都没有显著影响。

表6.6　心血管疾病防控中阿司匹林治疗的开始用药决策模型

变量	OR	95% CI
风险态度	1.33**	1.09，2.04
时间偏好	1.21	0.91，1.35
性别（相较男）		
女	1.05	0.97，1.19
年龄（相较40~60岁）		
>60岁	1.99***	1.21，3.78
教育（相较高中以下）		
高中	0.92	0.87，1.08
大学及以上	0.85	0.69，1.02
医疗保险（相较有）		
无	1.10*	1.03，1.22
就诊次数（相较<2次）		
>2次	1.09	0.91，1.34
风险因素数量	1.29*	1.03，1.63
关节炎（相较无）		
有	0.97	0.91，1.02
胃溃疡（相较无）		
有	0.99	0.91，1.12

注：* $p<0.05$，** $p<0.01$，*** $p<0.001$。

表6.7 心血管疾病预防中阿司匹林治疗的终止用药决策模型

变量	OR	95% CI
风险态度	1.11**	1.07, 1.55
时间偏好	1.25**	1.10, 1.99
性别（相较男）		
女	0.99	0.88, 1.07
年龄（相较40~60岁）		
>60岁	2.20***	1.27, 3.51
教育（相较高中以下）		
高中	0.94	0.74, 1.12
大学及以上	0.74	0.66, 0.95
医疗保险（相较有）		
无	1.12*	1.02, 1.44
就诊次数（相较<2次）		
>2次	1.13	0.96, 1.31
风险因素数量	1.32***	1.14, 1.52
关节炎（相较无）		
有	0.94	0.89, 1.06
胃溃疡（相较无）		
有	0.91	0.88, 1.06

注：$*p<0.05$，$**p<0.01$，$***p<0.001$。

表6.8 心血管疾病预防中阿司匹林治疗的用药依从性模型

变量	OR	95% CI
风险态度	1.24*	1.03, 1.31
时间偏好	1.28*	1.01, 1.57
性别（相较男）		
女	1.09	0.98, 1.25

续表

变量	OR	95% CI
年龄（相较 40~60 岁）		
>60 岁	1.98***	1.16, 3.21
教育（相较高中以下）		
高中	0.98	0.84, 1.12
大学及以上	1.06	0.99, 1.15
医疗保险（相较有）		
无	1.07	0.89, 1.28
就诊次数（相较<2 次）		
>2 次	1.02	0.73, 1.41
风险因素数量	1.30***	1.12, 2.00
关节炎（相较无）		
有	0.88	0.74, 1.07
胃溃疡（相较无）		
有	1.00	0.93, 1.21

注：$*p<0.05$，$***p<0.001$。

具体来说，个体对待风险的态度对三种用药行为都有负向影响，更加厌恶风险的患者开始进行药物治疗（OR = 1.33，95% CI = 1.09~2.04，$p<0.01$）、坚持进行药物治疗（OR = 1.11，95% CI = 1.07~1.55，$p<0.01$）以及规范用药（OR = 1.24，95% CI = 1.03~1.31，$p<0.05$）的概率都显著增加。值得注意的是，个体的时间偏好对患者是否开始进行药物治疗的决策没有影响，只影响患者药物治疗的持续性（OR = 1.25，95% CI = 1.10~1.99，$p<0.01$）和规范性（OR = 1.28，95% CI = 1.01~1.57，$p<0.05$）。个体时间偏好的系数小于1，说明与不耐心的患者相比，更有耐心的患者用药的持续性和规范性都显著提高。此外，患者所具有的心血管疾病风险因素也是决定他们遵医用药行为的一个重要因素。随着受试者

所具有的心血管疾病风险因素数量增多，他们决定开始用药（OR = 1.29，95% CI = 1.03 ~ 1.63，$p < 0.05$）、持续用药（OR = 1.32, 95% CI = 1.14 ~ 1.52，$p < 0.001$）以及规范化用药（OR = 1.30, 95% CI = 1.12 ~ 2.00，$p < 0.001$）的概率都会随之增加。

在其他人口统计特征方面，年龄在三个亚组中都表现出显著的正向影响，年龄越大的参与者在各个方面的用药依从性都相对更好。医疗保险在停止用药和规范化用药的行为模型中呈现显著正向影响，说明与没有医疗保险的患者相比，有医疗保险的患者更有可能遵照医嘱持续地进行药物治疗。

6.4 结论及管理启示

6.4.1 结论

目前，药物治疗依从性差的现象普遍存在，且对个体的健康和国家的医疗负担产生的影响意义重大。然而，目前从患者层面对药物依从性行为的研究仍然比较狭隘。结果显示，我国阿司匹林预防性治疗的应用率不容乐观。在我们的样本中，开始服用过阿司匹林进行心血管疾病预防的比例为81%，而较好遵守医嘱持续规范进行用药的患者仅有47%。此外，在医疗事件中，医生的建议对患者的行为决策至关重要，换句话说，尽管目前阿司匹林使用率较低，但是否收到医生的建议是患者服用阿司匹林的关键决定因素。然而，我们的样本中，仍有25%的心血管二级预防患者和近70%的心血管高危人群未曾收到过相关的医嘱建议。因此，医疗服务机构急需重新评估符合资格的患者中阿司匹林的应用程度。

我们的研究表明，风险寻求与较差的遵医行为有关，时间偏好也与患者的用药依从性有关。同时，这一结果证实了，在需要长周期、持续性参与的行为研究中，风险寻求者和耐心较差的患者通常表现出较差的依从性。阿司匹林在心血管疾病防控方面的有效作用，需要病人坚持规范化用药，才能达到预期的目的。因此，当医生试图与患者确定最佳治疗方案时，应充分考虑与治疗结果密切相关的患者的潜在依从性。对于依从性不达标的患者，医生应给予特别关注，例如，与患者充分沟通用药依从性的风险和益处,这种关注可能会在一定程度上改善患者的依从性。另外,排除时间和环境的影响,假设个体的风险态度和时间偏好是无法改变的属性,那么,为了达到预防和治疗的目的,相关医护人员则应该考虑在依从性差的风险寻求者和不耐心的患者中,使用其他治疗方法,替代需要长期坚持行为的阿司匹林治疗。

在本研究中,年轻人与老人在开始、持续以及规范化服用阿司匹林的依从性方面都存在显著差异,这些差异说明了药物治疗的过程中需要加强个性化的药物管理来提高患者的遵医用药行为。另外,没有医疗保险的患者更倾向于放弃或者中途终止阿司匹林的使用,这说明,经济障碍很可能是导致阿司匹林使用依从性差的一个因素。从这个角度,如果能为需要持续性用药的相关治疗提供相应的激励政策,很可能会有助于依从性的提高。

6.4.2 管理启示

对患者不同类型遵医用药行为的研究,不仅有助于理解患者对不同阶段用药决策的认知过程,还是解决阿司匹林用于心血管疾病防控过程中各种障碍的基础,并对医疗服务机构管理者和政策制定者制定有效的推广政策具有一定的现实指导意义。

首先,本研究中统计的我国心血管疾病防控中阿司匹林的普及率及依从率都比较低。因此,急需从国家层面制定策略,促使医疗服务机构加强对心血管疾病药物治疗的达标患者进行评估,减小由于医疗服务机构和医疗系统自身的评估不足、处方开具不足等导致的用药不足的问题。

其次,本研究中,个体自身的风险态度和时间偏好都是对患者遵医用药行为强有力的预测因子。理论上来讲,只有当从坚持服用阿司匹林的行为中获益时,患者才会坚持用药。而以往证据显示,患者对放弃或不连续、不规范用药后产生的不良健康结果常常会被减弱甚至忽视[200]。因此,建议使用相关干预措施,向患者充分讲解坚持规范化用药的风险和益处,以帮助患者纠正被弱化的感知风险。公共政策制定者可以通过相关的教育项目和媒体广告扩大药物治疗的优势与益处宣传,同时,阐明不遵从医嘱的严重后果,从心理上唤起人们对良好健康状态的渴望。

最后，没有医疗保险的患者更倾向于放弃或终止阿司匹林的使用，对于政策制定者来说，急需消除阿司匹林用于心血管疾病防控中可能导致较低使用率和依从率的潜在经济障碍。这就需要从政策上出台持续性用药治疗方面对应的激励政策，例如，国家和地方政府具有针对性的医疗财政补贴就是缓解这一经济障碍的有效举措。

6.5 本章小结

本章首先总结梳理了现有文献对依从性的相关研究，明确了依从性的定义及分类，对药物依从性从开始用药、持续用药以及用药期间的依从性表现三个角度进行了模型构建。并利用经典的多元价格列表，对个体风险态度和时间偏好的测量实验进行了改编，丰富了风险态度和时间偏好的相关研究以及在医疗领域的应用。通过收集具有代表性的心血管高危人群样本数据，分析了在三种用药情形中，个体本身具有的风险态度和对时间的偏好对其遵医用药行为的影响。研究结果表明，在三种用药情境中，患者对待风险的态度和对时间的偏好都会显著影响患者用药的依从性。目前，患者对医生开具医嘱的依从性是医疗领域关注的重点问题之一，医护人员、政策制定者以及相关的科研人员都做了大量的调查与工作来提高患者对医嘱的依从性。本章内容不仅为风险态度和时间偏好应用于医疗领域提供了理论基础，也通过患者依从性相关的行为决策研究为医疗健康管理人员提供了实证依据。

第 7 章　医疗信息来源对个体用药行为的影响研究

7.1　引言

在上一章，我们探讨了患者从医疗服务机构就医后的遵医行为。考虑到较差的药物依从性对疾病的发病率、死亡率以及整个医疗系统造成的沉重负担，本章将进一步研究患者用药行为的相关影响因素。本章，我们分别考虑个体就医后，从医疗服务机构、互联网两个途径获取的医疗信息以及他们之间的相互作用如何影响个体的用药行为。

心血管疾病的防控分为一级预防和二级预防。一级预防（Primary Prevention），指心血管疾病尚未发生或处于亚临床阶段时采取预防措施，通过控制或减少心血管疾病危险因素，预防心血管事件发生，减少群体发病率[209]；二级预防（Secondary Prevention），指对已经发生心血管疾病的患者早发现、早诊断、早治疗，目的是改善症状、防止病情发展、改善预后，降低病死病残率，同时防止疾病的复发[209]。

阿司匹林存在一定的副作用，即便如此，在心血管疾病的二级预防中，对阿司匹林的效益和价值都已得到充分证实，心血管疾病的官方防控指南建议有心血管疾病史的患者每日服用小剂量阿司匹林进行防控[210]。然而，在心血管疾病的一级预防中，服用阿司匹林导致的大出血风险很可能超过其预防心血管疾病的益处，因此，对阿司匹林用于一级预防的研究还存在很大争议，更多的是倡导在一级预防中，更有选择性和谨慎地使用阿司匹林[195,211]。美国心脏协会（American Heart Association, AHA）和美国心脏病学会基金会（American College of Cardiology Foundation, ACCF）

联合发布的最新心血管疾病预防指南中明确指出，一级预防中，在没有经过准确风险评估且没有医生建议的情况下，不再推荐使用阿司匹林[212]。更具体地说，只有"40~70岁的成年人，且经评估有较高的心血管疾病风险，且有较低的出血风险"的患者，才可以考虑在一级预防中使用阿司匹林。

以前的研究曾报告过很多低风险评分的个体中过度使用阿司匹林，而高风险评分的个体中未充分使用阿司匹林的现象[195]。这些阿司匹林的不当使用，包括过度用药和用药不足的现象，在心血管疾病预防中都会对患者的预后产生极其严重的负面影响，增加医疗系统的负担[127]。因此，研究心血管疾病不同防控级别中阿司匹林的不合理使用、相关影响因素，对于改善这一庞大患者群体的用药依从性、健康结果乃至国家负担至关重要。

除了之前讨论过的药物依从性的影响因素外，医嘱已被证明对个体健康行为的指导具有极其重要的作用[213]。由于医疗服务资源有限，互联网已经成为除医疗服务机构以外医疗信息获取的另一重要途径。患者的在线医疗信息搜索与各种健康行为有关[82,214,215]。在通过互联网搜索医疗信息的患者中，会表现出很多的行为变化，例如他们在就诊时会更积极地参与医疗决策，问医生更多的问题。有证据表明，在线医疗信息搜索和运动、节食、吸烟、饮酒等健康行为之间也都存在相关关系[216]。

与此同时，很多学者开始探讨网络医疗信息对患者可能产生的负面影响[217]。首先，由于在线医疗信息的内容可以是同行评审或专业评审，也可以是个人博客、意见或轶事，因此信息质量差异很大，而大多数患者并不具备评估医疗信息质量的必要技能，很难将其与自身健康状况合理地结合起来，因此，在线信息很可能会误导患者，增加个体进行自我诊断或自我治疗的倾向；其次，互联网信息获取者在就医过程中可能有更多的问题，并可能在咨询期间要求医生提供额外的药物或治疗，这会导致医务人员在就诊过程中需要进行更多的解释，增加就诊时间；再次，有研究表明当患者的在线调查结果与医生的诊断或治疗不一致时，患者的满意度和对医生的信任将受到影响，甚至会引发医患纠纷，对服务不满意的患者也可能会寻求二次诊疗，或者改变医生原定的治疗计划，甚至使用互联网上的建议进行自我治疗[218]。所以，虽然互联网的广泛使用增加了医疗信息的可用性，但许多互联网用户仍然面临甄别高质量医疗信息的挑战，这些都可能对他们的整体健康造成危害。由于老年人的健康素养较低，这一现象在老年群体中尤为突出，这些都会对医疗服务的可及性、慢性病管理和个体健康状况产生负面影响[219]。

综上所述，在线医疗信息搜寻行为对互联网用户日常健康行为决策具有非凡的指导意义。互联网相关领域的研究已经探索了电子媒体如何参与个人的日常生活，据我们所知，在线医疗信息搜寻在个体用药行为中的作用还没有报道。医疗信息能够帮助和指导我们做出重要的健康决策。因此，本章基于具有代表性的调查数据，研究互联网和医疗服务机构这两种不同途径来源的医疗信息，在心血管疾病不同级别的防控中对个体用药行为的影响。不同防控级别中医疗信息对患者用药行为影响的研究框架如图7.1所示。

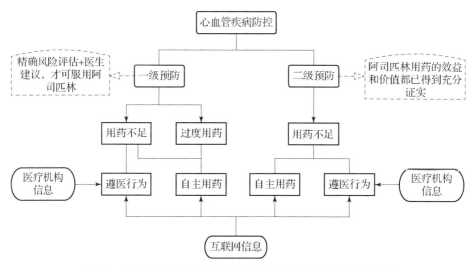

图 7.1　不同防控级别中医疗信息对患者用药行为影响的研究框架

7.2　数据说明

7.2.1　数据来源

医疗数据由于保密性、复杂性等通常较难获取，患者的医疗信息更是受到隐私保护，现实世界患者医疗数据的收集受到很多规范的限制[180,181]。

考虑到本章研究结果具有较高的普适性，且基于数据的可获得性，本章使用 NHIS 自 2016 年到 2018 年三年的横向数据，对家庭调查问卷、个体调查问卷及成人调查问卷进行整合，分别用于获取个体的家庭年收入，个体的基本信息如年龄、性别、教育水平、患病史、医疗信息搜寻行为、医疗服务机构就医行为等，来研究个体线上的医疗信息的搜寻行为对阿司匹林使用情况的影响。为了与阿司匹林用于心血管疾病防控的使用指南一致，本章阿司匹林用药情况的统计是针对 40 岁以上的美国成年人群，所以我们将研究样本限于 40 岁以上的成年人（$n = 58\,140$）。在数据处理阶段，首先删除了教育水平、医疗信息搜寻行为以及心血管疾病病史和风险因素情况等变量上数据缺失的样本（$n = 1\,252$）。此外，由于家庭年收入数据缺失量较大，NHIS 每年都会将缺失的家庭收入和个人收入数据依据国民经济核算体系，采用多重归位法进行归位，最终得到家庭、个人收入估算值的五个 ASCII 数据集。我们对五组预估值取了均值，之后将其与 NHIS 的原始数据合并，从而创建一个完整的数据集。

7.2.2 变量描述

调查中相关问题及其调查对象的回答被用来进行结果测量与建模。所有 40 岁及以上的被调查者都被问到"是否从医生或其他医护专业人员那里得到每天服用低剂量的阿司匹林来预防或控制心血管疾病的相关建议"。回答"是"的被调查者接下来被问道："你现在仍然在遵循这个医嘱吗？"，回答"是"的被调查者归为遵从医嘱用药的患者。没有遵循医嘱的被调查者接着被问道："医生有没有建议你停止服用阿司匹林？"，对于医生建议停药的患者，我们将其排除在外（$n = 1\,613$），回答"没有"的被调查者是在没有医嘱的情况下擅自停药，则将其归为不遵守医嘱的患者。而该亚组因变量的测量是基于患者是否遵从医嘱进行小剂量阿司匹林的使用（yes = 1，no = 0），即患者用药的依从性。同样，对于没有从医生那里得到阿司匹林使用建议的被调查者，则被问及以下问题："你现在是否自己每天服用小剂量的阿司匹林来预防或控制心脏病？"，该亚组因变量的测量是基于在没有医嘱的情况下，参与者是否会自行用药（yes = 1，no = 0）。详细的基于 NHIS 调查问题的样本分类情况如图 7.2 所示。

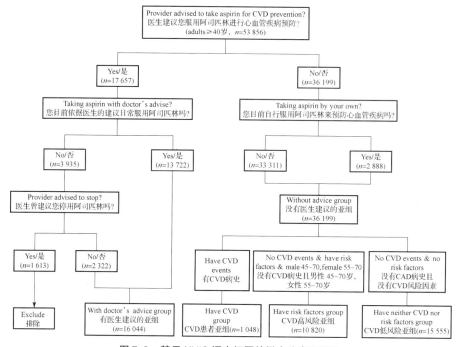

图 7.2 基于 NHIS 调查问题的样本分类和排除

本章的解释变量主要包括四个，即被调查者是否在网上搜索医疗信息，是否得到了服用阿司匹林的医嘱建议，是否曾患过心血管疾病，是否有心血管疾病的风险因素。医疗信息寻求是通过对以下问题的回答来测量的："过去 12 个月，你是否使用互联网搜索过健康方面的信息？"阿司匹林在心血管疾病预防中的应用分为一级预防和二级预防，动脉粥样硬化性心血管疾病的一级预防包括冠心病和中风。对于患有出血性中风的患者来说，是禁止服用阿司匹林的，但本章的研究并没有将缺血性中风或出血性中风进行区分，因此，中风患者也被排除在样本之外（$n=3\,032$）。因此，在本章的研究中，心血管疾病包括冠心病、心绞痛或心脏病。心血管疾病的风险因素则包括糖尿病、高血压、高胆固醇及吸烟史。

此外，基于现有文献，我们在分析中将一些可能影响药物使用和依从性的重要人口和社会经济因素，如年龄、性别、教育、家庭收入、健康保险状况和是否具有固定的医疗服务机构，作为控制变量纳入模型。具体的变量描述如表 7.1 所示。

表 7.1 变量定义及取值

变量分类	变量定义	变量取值
被解释变量	Take aspirin by following doctor's advise	遵从医生建议服用阿司匹林，0/1 变量，0 不服从，1 服从
	Take aspirin by your own	自主服用阿司匹林，0/1 变量，0 不服用，1 服用
解释变量	Doctor advised you to take aspirin	医生建议服用阿司匹林进行心血管疾病预防，0/1 变量，0 否，1 是
	Online health information seeking	网上医疗信息搜寻行为，0/1 变量，0 不搜索，1 搜索
	Risk factor	心血管疾病风险因素，0/1 变量，0 无，1 有
	CVD	心血管疾病病史，0/1 变量，0 无，1 有
协变量	Age	年龄，连续变量（岁）
	Sex	性别，0/1 变量，0 女，1 男
	Education	教育水平，高中及以下 = 1，大学及以上 = 3
	Income	家庭收入，分类变量，< 35 000 美元 = 1，35 000 ~ 75 000 美元 = 2，75 000 ~ 100 000 美元 = 3，> 100 000 美元 = 3
	Health insurance	医疗保险，0 无，1 有
	Place for usual health care	有固定医疗服务机构，0 否，1 是

7.3 模型构建与实证研究

7.3.1 模型构建

首先，在总体样本组成的基线模型中，分析了医嘱和在线医疗信息对阿司匹林使用的总体影响。为了评估医嘱和在线医疗信息的协同作用，本章根据被调查者是否收到过阿司匹林使用的医嘱将样本分为两组；为进一步探讨在线医疗信息在个体不同防控级别中自我用药行为的差异作用，在没收到医嘱的亚组中，又根据被调查者是否具有心血管疾病和心血管疾病风险因素分为三个亚组。最终，整个样本分成了4个亚组。

更具体地说，构建以下五个用药行为模型：①基于总体样本—阿司匹林整体用药行为模型；②基于收到用药医嘱的被调查者样本—阿司匹林用药的遵医行为模型；③基于无医嘱，但有心血管确诊经历的被调查者样本—二级预防中阿司匹林的自我用药行为模型；④基于无医嘱，无既往心血管疾病确诊经历，但心血管疾病患病风险较高的被调查者样本（心血管疾病高风险人群）—一级预防中阿司匹林的自我用药行为模型；⑤基于无医嘱，无既往心血管疾病确诊经历，且无心血管疾病危险因素的被调查者样本（心血管疾病低风险人群）—低风险人群的阿司匹林过度用药行为模型。对于亚组④，我们根据心血管疾病一级预防指南的风险因素测量标准，将高风险样本人群限制在女性55～70岁和男性45～70岁，使其更符合高风险人群的标准。在总样本①和亚组②和③的分析中，包含了在线医疗信息与心血管疾病风险因素之间的交互项。模型分类如表7.2所示。线性回归模型用来分析阿司匹林的使用和兴趣变量之间的关系。

表7.2 阿司匹林用药行为模型的具体分类

模型			样本特征
①阿司匹林总体用药行为模型（总体样本）	②阿司匹林用药的遵医行为模型（有医嘱）		—
	阿司匹林自我用药行为模型（无医嘱）	③二级预防中阿司匹林的自我用药行为模型	有CVD病史
		④一级预防中阿司匹林的自我用药行为模型	无CVD，有CVD风险因素，女性55～70岁，男性45～70岁
		⑤低风险人群的阿司匹林过度用药行为模型	无CVD病史，无CVD风险因素

具体模型如下。

（1）阿司匹林总体用药行为模型

$$y_1 = \beta_{10} + \beta_{11} \times \text{HIT} + \beta_{12} \times \text{CVD} + \beta_{13} \times \text{Risk} + \beta_{14} \times \text{Advise} + \beta_{15} \times \text{HIT} \times \text{Risk} + \boldsymbol{\gamma}_1^T \mathbf{Z} + \varepsilon_1 \quad (7.1)$$

$$\mathbf{Z} = (z_1, z_2, z_3, z_4, z_5, z_6)^T \quad (7.2)$$

$$\boldsymbol{\gamma}_1 = (\gamma_{11}, \gamma_{12}, \gamma_{13}, \gamma_{14}, \gamma_{15}, \gamma_{16})^T \quad (7.3)$$

y_1表示患者是否在服用阿司匹林进行心血管疾病预防，既包括患者遵照医嘱用药的情况，也包括自主用药的情况；HIT 表示患者是否在网上搜索过医疗信息，CVD 代表心血管疾病病史、Risk 表示患者是否具有心血管疾病风险因素，Advise 代表患者是否收到过关于阿司匹林用药的建议，HIT×Risk 代表网上医疗信息搜索与风险因素的交互项；β_{10}代表常数项，β_{11}，β_{12}，…，β_{15}表示该模型中各个自变量的系数；$\mathbf{Z}$ 表示协变量，z_1，z_2，z_3，z_4，z_5，z_6分别代表年龄、性别、学历、医疗保险、家庭收入、固定医疗服务机构；γ_{11}，γ_{12}，γ_{13}，γ_{14}，γ_{15}，γ_{16}分别为各协变量的系数；ε_1表示随机误差项。

（2）阿司匹林用药的遵医用药行为模型

$$y_2 = \beta_{20} + \beta_{21} \times \text{HIT} + \beta_{22} \times \text{CVD} + \beta_{23} \times \text{Risk} + \beta_{24} \times \text{HIT} \times \text{Risk} + \boldsymbol{\gamma}_2^T \mathbf{Z} + \varepsilon_2 \quad (7.4)$$

$$\mathbf{Z} = (z_1, z_2, z_3, z_4, z_5, z_6)^T \quad (7.5)$$

$$\boldsymbol{\gamma}_2 = (\gamma_{21}, \gamma_{22}, \gamma_{23}, \gamma_{24}, \gamma_{25}, \gamma_{26})^T \quad (7.6)$$

y_2表示收到阿司匹林用药医嘱的患者，目前是否服用阿司匹林进行心血管疾病预防，该变量反映患者遵照医嘱用药的情况；因变量 HIT、CVD、Risk、HIT×Risk，以及协变量z_1，z_2，z_3，z_4的含义与"（1）阿司匹林总体用药行为模型"中相同；β_{20}代表常数项，β_{21}，β_{22}，β_{23}，β_{24}，表示该模型中各个自变量的系数；γ_{21}，γ_{22}，γ_{23}，γ_{24}分别为各协变量的系数；ε_2表示随机误差项。

（3）二级预防中阿司匹林的自我用药行为模型

$$y_3 = \beta_{30} + \beta_{31} \times \text{HIT} + \beta_{33} \times \text{Risk} + \beta_{34} \times \text{HIT} \times \text{Risk} + \boldsymbol{\gamma}_3^T \mathbf{Z} + \varepsilon_3 \quad (7.7)$$

$$\mathbf{Z} = (z_1, z_2, z_3, z_4, z_5, z_6)^T \quad (7.8)$$

$$\boldsymbol{\gamma}_3 = (\gamma_{31}, \gamma_{32}, \gamma_{33}, \gamma_{34}, \gamma_{35}, \gamma_{36})^T \quad (7.9)$$

y_3 表示没有收到阿司匹林用药医嘱，但具有心血管疾病的患者，目前是否服用阿司匹林进行心血管疾病预防，该变量反映的是需要进行心血管疾病二级预防的患者自主用药的情况；因变量 HIT、CVD、Risk、HIT×Risk，以及协变量 z_1, z_2, z_3, z_4, z_5, z_6 的含义与"（1）阿司匹林总体用药行为模型"中相同；β_{30} 代表该模型中的常数项，β_{31}, β_{32}, β_{33}, β_{34}，表示该模型中各个自变量的系数；γ_{31}, γ_{32}, γ_{33}, γ_{34}, γ_{35}, γ_{36} 分别为各协变量的系数；ε_3 表示随机误差项。

（4）一级预防中阿司匹林的自我用药行为模型

$$y_4 = \beta_{40} + \beta_{41} \times \text{HIT} + \boldsymbol{\gamma}_4^\text{T} \boldsymbol{Z} + \varepsilon_4 \quad (7.10)$$

$$\boldsymbol{Z} = (z_1, z_2, z_3, z_4, z_5, z_6)^\text{T} \quad (7.11)$$

$$\boldsymbol{\gamma}_4 = (\gamma_{41}, \gamma_{42}, \gamma_{43}, \gamma_{44}, \gamma_{45}, \gamma_{46})^\text{T} \quad (7.12)$$

y_4 表示没有收到阿司匹林用药医嘱，也没有心血管疾病，但有心血管疾病风险因素的患者，目前是否服用阿司匹林进行心血管疾病预防，该变量反映的是需要进行心血管疾病一级预防的患者自主用药的情况；因变量 HIT 表示患者是否在网上搜索过医疗信息；协变量 z_1, z_2, z_3, z_4, z_5, z_6 的含义与"（1）阿司匹林总体用药行为模型"中相同；β_{40} 代表该模型中的常数项，β_{41}, β_{42}, β_{43}, β_{44}，表示该模型中各个自变量的系数；γ_{41}, γ_{42}, γ_{43}, γ_{44}, γ_{45}, γ_{46} 分别代表该模型中各协变量的系数；ε_4 表示该模型中的随机误差项。

（5）低风险人群的阿司匹林过度用药行为模型

$$y_5 = \beta_{50} + \beta_{51} \times \text{HIT} + \boldsymbol{\gamma}_5^\text{T} \boldsymbol{Z} + \varepsilon_5 \quad (7.13)$$

$$\boldsymbol{Z} = (z_1, z_2, z_3, z_4, z_5, z_6)^\text{T} \quad (7.14)$$

$$\boldsymbol{\gamma}_5 = (\gamma_{51}, \gamma_{52}, \gamma_{53}, \gamma_{54}, \gamma_{55}, \gamma_{56})^\text{T} \quad (7.15)$$

y_5 表示没有收到阿司匹林用药医嘱，没有心血管疾病的患者，也没有心血管疾病风险因素的患者，目前是否服用阿司匹林进行心血管疾病预防，该变量反映的是无须进行心血管疾病防控的低风险人群自主用药的情况；因变量 HIT 表示患者是否在网上搜索过医疗信息；协变量 z_1, z_2, z_3, z_4, z_5, z_6 的含义与"（1）阿司匹林总体用药行为模型"中相同；β_{50} 代表该模型中的常数项，β_{51}, β_{52}, β_{53}, β_{54}，表示该模型中各个自变量的系数；γ_{51}, γ_{52}, γ_{53}, γ_{54}, γ_{55}, γ_{56} 分别代表该模型中各协变量的系数；ε_5 表示该模型中的随机误差项。

7.3.2 样本特征分析

2016—2018 年度研究样本的特征如表 7.3 所示，使用 f 检验检验了样本在 2016—2018 年的人口特征变化。从整个样本的人口特征分布情况来看，近一半的参与者年龄在 40~59 岁，其中，45% 为男性，55% 为女性；就教育情况而言，有近三分之一的参与者受过大学教育；在样本的家庭收入情况方面，约三分之一的参与者家庭年收入小于 35 000 美元，近三分之一的参与者每年家庭收入在 35 000 到 75 000 美元之间，超过十分之一的参与者家庭年收入介于 75 000 到 100 000 美元，约四分之一的参与者家庭年收入高于 100 000 美元；分别有 93% 和 92% 的参与者有不同形式的医疗保险和固定的就诊医疗服务机构；此外，9% 的参与者有过心血管疾病病史，而 72% 的患者具有不同程度的心血管疾病风险因素。

40 岁以上的成年人中，有 32% 的人口目前正在服用低剂量的阿司匹林预防或控制心血管疾病。在这些人中，84% 的被调查者是在收到医生的建议后，遵从医嘱服用阿司匹林，另外 16% 的被调查者并未收到过医生的建议，而是自己进行阿司匹林的使用。样本中大约三分之一（32.8%）的被调查者曾收到过医生的建议每天服用小剂量的阿司匹林来预防心血管疾病。其中，约 85.5% 的被调查者目前一直坚持遵循该医嘱。相比之下，在没有收到过医嘱的人群中，8% 的被调查者会选择自行服用阿司匹林进行心血管疾病预防。已经患有心血管疾病的患者中，自行服用阿司匹林进行二级预防的比例仅占总数的 11.5%；同时，在一级预防中，心血管疾病高风险亚组中自行服用阿司匹林的概率仅为 10.2%，而仍有 6% 的低风险人群在没有任何专业医护人员的建议下擅自服药。

7.3.3 亚组的差异分析

首先使用 f 检验检验了样本在 2016—2018 年不同年份之间的人口特征是否有显著差异，结果如表 7.3 所示。医生对阿司匹林的使用建议在不同年份之间具有显著差异，表明阿司匹林在心血管疾病防控中的评估受到越来越多的重视与规范，除此之外，其他变量在三年的样本之间并无显著差异。接下来分别统计不同亚组样本中的在线医疗信息搜寻和用药相关行为在三年中的差异。如表7.4所示,不同年份中,具有网上医疗信息搜寻行为的参与者数量在总体样本中和各个亚组中都具有显著差异,具有网上医疗信息搜寻行为的参与者从2016年到2018年每年数量逐步递增,这反映了网络医疗资源使用的整体趋势;阿司匹林的使用情况在没有收到医嘱的心血管疾病低风险人群中,呈现显著差异,服用阿司匹林用于心血管疾病预防的被调查者数量在2016年到2017年期间,首先呈现递增状态,之后在2018年,又发生了递减,这种变化与目前心血管疾病防控指南中阿司匹林的使用建议一致。

表7.3 样本特征分析

样本特征	2016年 ($n=20\,100$)	2017年 ($n=16\,313$)	2018年 ($n=15\,830$)	f-test
性别				2.79
男性	45.3%	44.1%	44.6%	
女性	54.7%	55.9%	55.4%	
年龄				0.87
40~59岁	48.8%	48.2%	47.5%	
60岁以上	51.2%	51.8%	52.5%	
学历				3.45
大学以下学历	77.9%	76.5%	75.7%	
大学及以上学历	22.1%	23.5%	24.3%	
家庭年收入				2.54
<35 000	33.6%	32.7%	30.7%	
35 000~75 000	30.9%	30.4%	29.8%	
75 000~100 000	11.6%	11.5%	13.5%	
>100 000	23.9%	25.3%	26%	
医疗保险				2.54
有医疗保险	93.6%	93.4%	93.1%	
无医疗保险	6.4%	6.6%	6.9%	

续表

样本特征	2016 年 ($n=20\,100$)	2017 年 ($n=16\,313$)	2018 年 ($n=15\,830$)	f – test
固定的就医机构				1.94
有	92.3%	93.2%	91.7%	
无	7.7%	6.8%	8.3%	
CVD 风险因素				0.07
有	65.1%	66.6%	86.5%	
无	34.9%	33.4%	13.5%	
CVD 病史				0.34
有	9.2%	9%	9.2%	
无	90.8%	91%	90.8%	
医嘱				6.45**
有	30.5%	31.7%	30%	
无	69.5%	68.3%	70%	

注：** $p<0.01$。

表 7.4 亚组差异性分析

亚组			2016	2017	2018	f – test
网上医疗信息搜寻者	总体样本		47%	49.8%	51.7%	40.34***
	收到医生用药建议的亚组		41.6%	44.7%	46.1%	11.94***
	没有收到医生用药建议的亚组	CVD 患者	33.1%	35.2%	36.7%	0.166
		CVD 高危人群	48.6%	50.8%	53%	6.842**
		CVD 低危人群	53.1%	55.9%	58.5%	13.17***

续表

亚组		2016	2017	2018	f-test
服用阿司匹林者	总体样本	31.9%	32.4%	31.6%	3.25*
	收到医生用药建议的亚组	85.9%	84.7%	85.8%	0.009
	没有收到医生用药建议的亚组 CVD 患者	11.2%	10.8%	12.7%	0.342
	没有收到医生用药建议的亚组 CVD 高危人群	10.7%	9.9%	10%	1.132
	没有收到医生用药建议的亚组 CVD 低危人群	6.2%	6.7%	5.1%	6.086*

注：$*p<0.05$，$**p<0.01$，$***p<0.001$。

7.3.4 结果分析

（1）总样本阿司匹林用药行为分析

表7.5展示了阿司匹林用药的一般线性回归估计结果。结果表明，就整体的阿司匹林使用情况来看，相对于没有医嘱的被调查者，得到医嘱用药建议的被调查者中，服用阿司匹林进行心血管疾病防控的可能性增加了72个百分点（$\beta=0.722$，$p<0.001$）；相对于没有心血管疾病的被调查者来说，患过心血管疾病的被调查者服用阿司匹林的可能性增加了8个百分点（$\beta=0.081$，$p<0.001$），而有心血管疾病风险因素的被调查者相对于没有风险因素的被调查者服用阿司匹林的可能性增加了3.1个百分点（$\beta=0.031$，$p<0.001$）。该模型中，被调查者的在线医疗信息寻求行为与阿司匹林的用药行为之间并无显著关系。就其他个体特征而言，女性比男性服用阿司匹林的可能性更低（$\beta=-0.019$，$p<0.001$），60岁以上的群体比小于60岁的群体服用阿司匹林的可能性更高（$\beta=0.071$，$p<0.001$）。学历、家庭年收入、保险状况、是否有固定的就医机构对个体的用药行为没有显著影响。

表7.5 阿司匹林总体用药行为模型

变量	系数	95% CI
网上医疗信息搜寻（相较否）		
是	-0.004	-0.013, 0.004

续表

变量	系数	95% CI
CVD 风险因素（相较无）		
有	0.031***	0.023，0.039
网上医疗信息×CVD 风险因素	0.001	-0.009，0.012
CVD 病史（相较无）		
有	0.081***	0.071，0.090
医嘱（相较无）		
有	0.722***	0.716，0.728
性别（相较男）		
女	-0.019***	-0.024，-0.014
年龄（相较40~59）		
≥60	0.071***	0.064，0.076
教育（相较大学以下）		
大学及以上	-0.004	-0.010，0.002
家庭年收入（相较<35 000）		
35 000~75 000	0.002	-0.005，0.008
75 000~100 000	0.006	-0.003，0.015
>100 000	0.008	-0.000，0.016
医疗保险（相较无）		
有	0.001	-0.010，0.012
固定就医机构（相较无）		
有	0.007	-0.003，0.017

注：*** $p<0.001$。

(2) 阿司匹林用药的遵医行为分析

阿司匹林用药依从性的估计结果如表7.6所示。具体来说，相对于没有心血管疾病的被调查者来说,具有心血管疾病确诊经历的被调查者遵从医嘱用药的可能性增加了 10.4 个百分点 ($\beta = 0.104$, $p < 0.001$);而有心血管疾病风险因素的被调查者相对于没有风险因素的被调查者遵从医生建议的可能性增加了 6.6 个百分点 ($\beta = 0.066$, $p < 0.001$)。特别值得注意的是,当被调查者没有心血管疾病相关风险因素时,在线医疗信息降低了他们遵从阿司匹林用药建议的概率 ($\beta = -0.071$, $p < 0.001$),而有心血管疾病风险因素时,在线医疗信息增加了其用药的依从性 ($\beta = 0.050$, $p < 0.01$)。就其他个体特征而言,年纪较大的群体 (60 岁以上) 比年纪较轻的群体 (小于 60 岁) 阿司匹林的用药依从性更高 ($\beta = 0.084$, $p < 0.001$),家庭年收入越高的群体遵从阿司匹林用药建议的可能性越大,同时,相对于没有固定就诊机构的参与者,有固定的就诊机构的参与者依从性更高 ($\beta = 0.120$, $p < 0.001$)。性别、学历、保险状况对个体遵从阿司匹林用药建议行为没有显著影响。

表 7.6 阿司匹林用药的遵医行为模型

变量	系数	95% CI
网上医疗信息搜寻 (相较否)		
是	-0.071^{***}	-0.101, -0.042
CVD 风险因素 (相较无)		
有	0.066^{***}	0.044, 0.087
网上医疗信息 × CVD 风险因素	0.050^{**}	0.019, 0.081
CVD 病史 (相较无)		
有	0.104^{***}	0.092, 0.117
性别 (相较男)		
女	-0.003	-0.014, 0.008
年龄 (相较 40~59)		
≥60	0.084^{***}	0.071, 0.097
教育 (相较大学以下)		
大学及以上	-0.009	-0.022, 0.004

续表

变量	系数	95% CI
家庭年收入（相较<35 000）		
35 000~75 000	0.013*	0.000，0.027
75 000~100 000	0.032**	0.013，0.052
>100 000	0.030***	0.014，0.047
医疗保险（相较无）		
有	0.023	-0.008，0.056
固定就医机构（相较无）		
有	0.120***	0.088，0.152

注：*$p<0.05$，**$p<0.01$，***$p<0.001$。

(3) 阿司匹林自行用药行为分析

在没有医嘱的心血管疾病二级预防患者中，阿司匹林的自我用药行为如表7.7所示。回归估计结果发现，当没有医嘱时，在线医疗信息取代了医生的建议，成为影响被调查者用药行为决策的最重要的影响因素。在需要服用阿司匹林进行心血管疾病二级预防的被调查者中，当被调查者没有心血管疾病风险因素时，在线医疗信息导致患者自行服用阿司匹林的概率减少14个百分点（$\beta=-0.140$，$p<0.01$），而对具有心血管疾病风险因素的被调查者来说，在线医疗信息使他们自行服用阿司匹林的比例提高了16.4个百分点（$\beta=0.164$，$p<0.01$）。其中，与男性相比，女性自行服用阿司匹林的概率显著降低（$\beta=-0.044$，$p<0.05$）；随着家庭年收入的增加，人们自行服用阿司匹林的比例也显著提高；年龄、教育、医疗保险在阿司匹林二级预防的自行用药行为中没有显著影响。

表7.7 二级预防中阿司匹林自我用药行为模型

变量	系数	95% CI
网上医疗信息搜寻（相较否）		
是	-0.140**	-0.239，-0.392

续表

变量	系数	95% CI
CVD 风险因素（相较无）		
有	-0.077*	-0.143, -0.009
网上医疗信息×CVD 风险因素	0.164**	0.055, 0.271
性别（相较男）		
女	-0.044*	-0.084, -0.005
年龄（相较 40~59）		
≥60	0.041	-0.006, 0.087
教育（相较大学以下）		
大学及以上	0.012	-0.039, 0.063
家庭年收入（相较<35 000）		
35 000~75 000	0.031	-0.015, 0.078
75 000~100 000	0.074*	0.002, 0.148
>100 000	0.098**	0.028, 0.168
医疗保险（相较无）		
有	-0.048	-0.143, 0.047
固定就医机构（相较无）		
有	-0.063	-0.150, 0.025

注：$*p<0.05$，$**p<0.01$，$***p<0.001$。

在心血管疾病的一级预防中，对于没有心血管疾病病史也没有医嘱的高风险群体来说，在线医疗信息会促使他们自行服用阿司匹林进行心血管疾病一级预防（$\beta=0.014$，$p<0.05$）。其中，女性自行用药的概率较男性显著降低（$\beta=-0.026$，$p<0.001$）；高龄群体中自行用药的比例显著提高（$\beta=0.053$，$p<0.001$）；教育、收入、医疗保险对心血管疾病高危患者的自行用药行为没有显著影响。具体的心血管疾病高危人群的自我用药行为回归结果如表 7.8 所示。

表7.8 一级预防中高风险人群的阿司匹林自我用药行为模型

变量	系数	95% CI
网上医疗信息搜寻（相较否）		
是	0.014*	0.002, 0.026
性别（相较男）		
女	-0.026***	-0.039, -0.014
年龄（相较40~59）		
≥60	0.053***	0.041, 0.065
教育（相较大学以下）		
大学及以上	0.009	-0.004, 0.023
家庭年收入（相较<35 000）		
35 000~75 000	0.001	-0.014, 0.015
75 000~100 000	-0.003	-0.023, 0.015
>100 000	0.007	-0.010, 0.024
医疗保险（相较无）		
有	-0.011	-0.033, 0.012
固定就医机构（相较无）		
有	-0.011	-0.032, 0.010

注：$*p<0.05$，$***p<0.001$。

在既没有心血管疾病病史，也没有医嘱，并且没有任何心血管疾病风险因素的群体中，阿司匹林的过度用药行为如表7.9所示。在线医疗信息同样增加了自行服用阿司匹林的可能性（$\beta=0.008$，$p<0.05$）。在控制变量方面，女性自行服用阿司匹林的概率较男性显著降低（$\beta=-0.021$，$p<0.001$）；高龄群体中自行用药的比例显著提高（$\beta=0.066$，$p<0.001$）；随着家庭年收入的增加，其自行服用阿司匹林的比例也显著提高；此外，教育程度在低风险人群一级预防的自行用药中具有显著作用，教育程度越高的人群越不会在低风险情况下自行服用阿司匹林（$\beta=-0.009$，$p<0.05$）。

表7.9 低风险人群的阿司匹林过度用药行为模型

变量	系数	95% CI
网上医疗信息搜寻（相较否）		
是	0.008*	0.001, 0.016
性别（相较男）		
女	-0.021***	-0.028, -0.013
年龄（相较40~59）		
≥60	0.066***	0.057, 0.074
教育（相较大学以下）		
大学及以上	-0.009*	-0.017, -0.001
家庭年收入（相较<35000）		
35 000~75 000	-0.014*	-0.024, -0.003
75 000~100 000	-0.008	-0.022, -0.005
>100 000	-0.012*	-0.024, -0.001
医疗保险（相较无）		
有	0.004	-0.010, 0.018
固定就医机构（相较无）		
有	-0.005	-0.016, 0.008

注：*$p<0.05$，***$p<0.001$。

7.4 结论及管理启示

7.4.1 结果讨论

首先，本章的研究发现了阿司匹林在心血管疾病预防中既存在用药不足，也存在过度用药的行为。阿司匹林用于心血管疾病二级预防的指南是明确的，被调查者中，有25%的心血管疾病患者没有收到阿司匹林用药的相关医嘱，这其中，只有八分之一的患者会自行服用阿司匹林来进行心血管疾病的二级预防。相比之下，在一级预防中，目前阿司匹林的净效益较低，甚至为负。最新心血管疾病的预防指南建议，一级预防中对阿司匹林的使用必须要得到专业医护人员的指导和建议。具体来说，年龄在 40 到 75 岁之间的成年人，如果没有被诊断为心血管疾病患者，在开始服用阿司匹林之前，应该进行 10 年的心血管疾病风险评估，并与临床医生进行风险讨论，最终确定是否需要服用阿司匹林。然而，当没有医嘱时，只有大约十分之一的高风险人群自行服用阿司匹林进行一级预防；而在低风险人群中，每 16 个被调查者中也有 1 个会自行服用阿司匹林进行心血管疾病预防。

研究还发现，医生的医嘱是影响患者阿司匹林使用的决定性因素。此外，阿司匹林在心血管疾病防控中的应用还受到在线医疗信息、心血管疾病防控类型和心血管疾病风险因素的不同影响。其中，患者是否具有心血管疾病风险因素可视为调节因素，在网上医疗信息对患者用药的相关行为中起到了调节作用，具体的调节作用体现在以下几个方面，如表 7.10 所示。

表 7.10　风险因素在网上医疗信息对患者用药行为中的调节作用

遵医用药		自主用药			
		二级预防		一级预防	
风险因素	有	无	有	无	有	无
用药行为	↑	↓	↑	↓	↑	↑
作用	积极	消极	积极	消极	积极	消极

①在收到医嘱的患者中，只有当患者有心血管疾病风险因素时，在线医疗信息才能够增进患者的依从性；当没有心血管疾病风险因素时，在线信息会降低患者的遵医用药行为。一种解释是，没有心血管疾病风险因素的患者可能在网上搜索到阿司匹林用药相关的负面信息，例如，阿司匹林的副作用等，从而使其依从性显著降低。

②在没有医嘱时，对于心血管疾病的二级预防，患者有心血管疾病风

险因素时，在线医疗信息能够增加患者自行用药的可能性；没有心血管疾病风险因素时，在线信息会降低患者自行用药的可能性，并且该模型中这种调节作用表现得更加强烈。这反映了目前阿司匹林在心血管疾病二级预防的应用中，在医疗服务机构方面存在评估不到位、建议不足的问题；另外，在线医疗信息对二级预防中阿司匹林使用的消极作用，也反映了低质量的在线医疗信息对患者可能造成的误导。

③在没有医嘱也没有心血管疾病的情况下，在线信息搜索增加了阿司匹林在心血管疾病一级预防中的使用。这对于心血管疾病高风险人群可能起到了一定的积极作用，但对于心血管疾病低风险人群来说，却是一种药物滥用的行为。

需要指出的是，心血管疾病低风险人群的教育水平与该群体过度用药的行为显著相关，相对于没有大学学历的群体，受过本科及以上教育的低风险人群自行服用阿司匹林的可能性显著降低。这也反映了网络医疗信息对个体用药行为产生的消极作用很可能是由于自身健康素养不足造成的，教育水平低的患者更可能会由于对网上医疗信息搜集不全面、理解不足等造成错误的行为。

7.4.2 管理启示

在心血管疾病患者中，存在相当比例的评估不到位、医生建议不足的情况，而在一级预防的患者中，收到医生建议的患者比例更低。医生的建议在大多数患者的用药行为中具有决定性作用，因此，医生和患者之间可能需要更好的沟通，而医疗机构管理者和政策制定者也需要更有效的激励和推广政策，增强患者主动进行心血管疾病风险评估的意愿，使阿司匹林更广泛和有效地应用于适当患者的心血管疾病预防和控制中。

此外，阿司匹林在心血管疾病预防中应用不足和过度用药的行为不仅与医疗机构来源的医疗信息（医嘱）有关，也与网络来源的医疗信息有关。网络来源的医疗信息对患者用药行为的影响既有积极作用，也有消极作用，这反映了网络信息质量的可靠性有待验证，急需评估各种网络信息的质量、加大网络信息的监管，来提高网络来源的医疗信息的质量。同时，需要加大心血管疾病预防指南的传播和扩散，提高患者对一级和二级心血管疾病预防中使用阿司匹林的不同风险和效果的认识，增强疾病预防、诊断意识以及疾病的自我管理意识。

最后，相关部门需要考虑如何改善患者教育，除了对疾病、治疗等的知识和认识，也要增强患者辨别网络信息质量的能力，真正使网络这一信息来源途径能够成为提高患者合理用药、增强依从性的有效手段。

7.5　本章小结

总的来说，不同来源医疗信息对患者用药行为有影响，其中医疗机构来源的医疗信息（医嘱）仍是影响患者用药行为的主要决定因素。网络医疗信息对不同类型患者服用阿司匹林预防心血管疾病有重要作用，然而，网络来源的医疗信息很可能导致患者的行为决策与医疗专业人员的建议或既定的临床指南不一致。在线医疗信息可能导致对药物的使用不足或过度使用，这取决于患者是否收到过医生的建议、患者的心血管疾病诊断病史以及患者是否具有心血管疾病的风险因素。本章不仅为阿司匹林在心血管疾病一级、二级预防中的应用提供了临床依据，也为政策制定者和医疗卫生机构管理者制定针对性的政策，引导、激励患者合理用药，提供了有力依据。

第 8 章 结论与展望

8.1 研究结论

本书立足于个体在医疗服务过程中多阶段决策的研究视角,揭示了就医前个体的寻医行为和影响因素,就医后患者的遵医用药行为模式,得到了以下实证研究结论。

(1) 异质患者对不同医疗服务机构的选择决策研究

为了更深入地了解我国患者对不同医疗机构的选择偏好,本书在以往研究的基础上,利用离散选择实验的方法模拟现实的选择场景,构建了异质患者的医疗机构选择偏好模型,并通过仿真模拟了特定情境中具有不同特征医疗机构的市场份额,具体结论如下:在我国患者的医疗机构选择决策中,医疗机构的类型和等级水平是最重要的决定因素,超过半数的患者对公立医院表现出强烈偏好,三级医院目前仍在医疗市场中占主导地位。从总体来看,患者对高端私立医院的偏好大于公立社区医院,这在一定程度上反映了私立医疗机构的发展态势。患者对医疗机构各种属性的选择偏好与之前的研究结果基本一致。值得注意的是,异质患者在相同的情境下表现出显著的偏好差异,其中弱势群体(如老人、收入较低的群体)更愿意接受低水平的医疗机构,也更容易受到财务属性(就诊费用)的影响。

(2) 患者对社区卫生服务中心进行首诊的选择决策研究

目前,我国大多数签约患者很少在首诊时选择其签约的家庭医生,为此,政府正在努力实施进一步的应对措施,鼓励患者从基层医院寻求首诊。本书对目前政策激励的效果进行了评估,探讨我国现行财政和非财政激励政策及其对患者使用基层医疗机构进行首诊意愿的影响，关注这些政策的激励效应是否具有个体差异，考虑特殊群体的家庭医生签约的相关建议。结果发现，财政激励和非财政激励均有助于促进居民对基层医疗卫生服务机构进行首诊的使用意愿。然而，这些政策激励的效果在很大程度上取决于个体的特征、对家庭医生政策的熟悉程度、患者对家庭医生首诊能力的信任程度以及患者个体的风险态度。因此，决策者应考虑通过患者对政策激励的异质性反应进行人口细分，并将努力集中在关键群体上。本书的研究将为需要建立家庭医生制度的国家提供参考。

（3）医疗服务的获取及其障碍对利用网络寻医的影响研究

个体获取医疗服务的途径有很多，为了探究患者从不同途径寻医行为之间的相互关系，本书对个体从传统医疗机构中寻求医疗服务的情况和障碍进行了详细的描述，发现在就医过程中近三分之一的个体都存在就医障碍。同时，也对网上医疗信息的获取行为从三个方面进行了描述：患者自主对网上医疗信息的搜索行为，患者与医生的线上医疗信息交流行为，患者与患者通过网络群组进行医疗信息讨论的行为。本书还构建了医疗机构寻医情况和寻医障碍与互联网寻医行为的关系模型。结果表明，利用互联网寻医的行为在个体之间具有显著的差异，性别、年龄、学历、收入、医疗保险、慢性病情况、健康状态、工作状态都与网上医疗信息的获取行为有关；在医疗机构进行过任何一类医疗服务寻求的个体，通过互联网寻医的可能性显著增加，尤其是心理方面的医疗服务与使用互联网寻医之间的关系更加强烈；除了理解障碍外，其他就医障碍导致医疗服务需求得不到满足时，人们对在线医疗资源表现出更高的需求，而理解障碍与使用互联网寻医之间的负向关系很可能是由于自身的认知能力不足造成的。

（4）基于风险和时间偏好的患者遵医行为研究

本书对患者的用药行为按阶段进行了划分，利用多元价格列表实验，收集具有代表性的心血管高危人群样本数据，探索在医疗情境中患者具有的风险态度和时间偏好，构建了心血管疾病患者开始用药、持续用药以及用药期间依从性三种遵医用药行为模型。研究结果统计显示，个体自身的风险态度和时间偏好都是用药依从性强有力的预测因子。风险寻求在三种用药行为模型中都具有消极影响，而个体的时间偏好对患者是否开始进行药物治疗的决策没有影响，只影响患者药物治疗的持续性和规范性。更有耐心的患者用药的持续性和规范性都显著提高。此外，患者所具有的心血管疾病风险因素也是决定用药行为的一个重要因素。

（5）医疗信息来源对个体用药行为的影响研究

本书通过对亚组的划分，构建了四种不同的心血管患者阿司匹林用药行为模型，来研究医疗机构和互联网两种来源的医疗信息对患者用药行为的影响。实证分析发现，阿司匹林在心血管疾病预防中既存在用药不足，也存在过度用药的行为。总的来说，无论患者有无在线医疗信息的搜索行为，医生的建议都是影响患者阿司匹林使用决策的主要决定性因素，而患者的用药不足与医生建议不足有关。此外，个体对阿司匹林的使用不足和过度用药的行为还受到在线医疗信息搜寻、心血管疾病预防类型和风险因素的影响。网络来源的医疗信息对患者用药行为的影响既有积极作用，也有消极作用，这取决于患者是否收到过医生的建议、患者的心血管疾病诊断病史以及患者是否具有心血管疾病的风险因素。其中，患者是否具有心血管疾病风险因素可视为调节因素，在网上医疗信息搜索对患者用药行为中起到了调节作用。

8.2　研究展望

本书通过对个体就医寻求行为和具体健康行为的研究，得到了很多新颖且有意义的结果，丰富了健康管理和健康行为的理论体系，但针对本书中的具体研究问题，还可以从以下几个方面进行深入的研究：

①第3章医疗机构选择偏好的研究中，由于数据的限制，本书采用了实验的方法进行患者偏好的测量，进一步的研究可以获取患者在医疗服务机构选择情境下的实际行为数据，以补充和验证本书结论的准确性；本书的实验选取在我国私立医院发展较快的北京地区进行，进一步的研究也可以在全国范围内收集数据对本书的结论予以验证，以确认研究结论的普适性。本书的研究限定了特定的医疗服务场景，但事实上，有学者已经证明，个体在不同的医疗服务中，基于不同的需求，其相关的行为决策可能会存在差异，因此，未来的学者可以考虑患者不同病种、不同疾病严重程度以及不同医疗服务需求的决策差异。

②本书综合了医疗机构和互联网两大寻医途径，一定程度上弥补了医疗服务获取途径之间相互作用研究的空白，但其实医疗服务和信息的来源除了医疗机构和互联网之外还有很多，各种社会关系在个体很多行为决策中的影响都不可忽视。在医疗健康领域，夫妻、亲子、兄弟姐妹和朋友等四种社会关系对个体的体育活动、吸烟等健康行为的传播及健康行为的改变都具有非常显著的影响[122]。因此，本书另一个潜在的研究点可以进一步对医疗服务的来源进行扩展，从而将更多的医疗服务获取途径进行对比分析，研究他们对个体健康行为的影响。

③阿司匹林在心血管疾病防控中的作用和使用规则随着学者们研究的深入，近几年发生了一些变化，因此，后续需要进一步研究患者的用药行为随着心血管疾病预防指南的改变而产生的变化。此外，针对心血管疾病防控用药行为的调查中，对阿司匹林的使用情况、依从性的测量以及各种疾病状态的数据是基于患者的自我报告。有相关证据表明，通过参与者自我报告产生的测量结果可能受到个人记忆力和对身体症状认知混淆等因素的影响。基于此，进一步的研究工作可以从医疗机构和患者的日常用药行为中收集真实数据进行进一步的结论验证。

参 考 文 献

[1] DAAR A S, SINGER P A, PERSAD D L, et al. Grand challenges in chronic non-communicable diseases [J]. Nature, 2007, 450 (7169): 494-496.

[2] BALBUS J M, BAROUKI R, BIRNBAUM L S, et al. Early-life prevention of non-communicable diseases [J]. The Lancet, 2013, 381 (9860): 3-4.

[3] 李蕾, 李靖宇, 刘兵, 等. 医疗卫生服务模式与资源配置的国际比较 [J]. 管理评论, 2017, 29 (03): 186-196.

[4] 赵晟珂, 巩天雷, 徐娜. 医疗体制改革的博弈分析 [J]. 运筹与管理, 2007, 16 (3): 109-113.

[5] 杜少甫, 谢金贵, 刘作仪. 医疗运作管理: 新兴研究热点及其进展 [J]. 管理科学学报, 2013, 16 (8): 1-19.

[6] STERMAN J D. Modeling managerial behavior: misperceptions of feedback in a dynamic decision making experiment [J]. Management Science, 1989, 35 (3): 321-339.

[7] HARTMANN W R. Demand estimation with social interactions and the implications for targeted marketing [J]. Marketing Science, 2010, 29 (4): 585-601.

[8] BRODY D S. The patient's role in clinical decision-making [J]. Annals of Internal Medicine, 1980, 93 (5): 718-722.

[9] GALIZZI M M, MIRALDO M, STAVROPOULOU C, et al. Doctor-patient differences in risk and time preferences: a field experiment [J]. Journal of Health Economics, 2016, 50: 171-182.

[10] STEWART M, BROWN J B, WESTON W, et al. Patient-centered medicine: transforming the clinical method [M]. CRC Press, 2013.

[11] WHITNEY S N. A new model of medical decisions: exploring the limits of shared decision making [J]. Medical Decision Making, 2003, 23 (4): 275-280.

[12] 梁丽军, 刘子先, 王化强. 基于DCE与满意度函数的医患共同决策方法 [J]. 工业工程与管理, 2013, 18 (06): 79-83.

[13] CHARLES C, GAFNI A, WHELAN T. Decision-making in the physician-patient encounter: revisiting the shared treatment decision-making model [J]. Social Science & Medicine, 1999, 49 (5): 651-661.

[14] ELWYN G, LAITNER S, COULTER A, et al. Implementing shared decision making in the NHS [J]. BMJ, 2010, 341: 971-973.

[15] MOUMJID N, GAFNI A, BRÉMOND A, et al. Shared decision making in the medical encounter: are we all talking about the same thing? [J]. Medical Decision Making, 2007, 27 (5): 539-546.

[16] LÉGARÉ F, WITTEMAN H O. Shared decision making: examining key elements and barriers to adoption into routine clinical practice [J]. Health Affairs, 2013, 32 (2): 276-284.

[17] BOLGE S C, GOREN A, BROWN D, et al. Openness to and preference for attributes of biologic therapy prior to initiation among patients with rheumatoid arthritis: patient and rheumatologist perspectives and implications for decision making [J]. Patient Preference and Adherence, 2016, 10: 1079-1090.

[18] LIN P, CAMPBELL D G, CHANEY E F, et al. The influence of patient preference on depression treatment in primary care [J]. Annals of Behavioral Medicine, 2005, 30 (2): 164-173.

[19] SMITH W R. Product differentiation and market segmentation as alternative marketing strategies [J]. Journal of Marketing, 1956, 21 (1): 3-8.

[20] ALLENBY G M, ROSSI P E. Marketing models of consumer heterogeneity

[J]. Journal of Econometrics, 1998, 89 (1-2): 57-78.

[21] BLAKE T, NOSKO C, TADELIS S. Consumer heterogeneity and paid search effectiveness: a large-scale field experiment [J]. Econometric, 2015, 83 (1): 155-174.

[22] KAMAKURA W A, KIM B-D, LEE J. Modeling preference and structural heterogeneity in consumer choice [J]. Marketing Science, 1996, 15 (2): 152-172.

[23] EIBICH P. Understanding the effect of retirement on health: mechanisms and heterogeneity [J]. Journal of Health Economics, 2015, 43: 1-12.

[24] WHITTY J A, RATCLIFFE J, CHEN G, et al. Australian public preferences for the funding of new health technologies: a comparison of discrete choice and profile case best-worst scaling methods [J]. Medical Decision Making, 2014, 34 (5): 638-654.

[25] AGNEW J R, BATEMAN H, ECKERT C, et al. First impressions matter: an experimental investigation of online financial advice [J]. Management Science, 2018, 64 (1): 288-307.

[26] HARRIS P, WHITTY J A, KENDALL E, et al. The importance of population differences: influence of individual characteristics on the Australian public's preferences for emergency care [J]. Health Policy, 2018, 122 (2): 115-125.

[27] VERELST F, WILLEM L, KESSELS R, et al. Individual decisions to vaccinate one's child or oneself: a discrete choice experiment rejecting free-riding motives [J]. Social Science & Medicine, 2018, 207: 106-116.

[28] 王稳, 杨洋. 消费者异质性对健康保险市场逆向选择影响的实证研究 [J]. 保险研究, 2018, (08): 47-63.

[29] GOOSSENS L M, UTENS C M, SMEENK F W, et al. Should I stay or should I go home? a latent class analysis of a discrete choice experiment on hospital-at-home [J]. Value in Health, 2014, 17 (5): 588-596.

[30] HOLE A R. Modelling heterogeneity in patients' preferences for the

attributes of a general practitioner appointment [J]. Journal of Health Economics, 2008, 27 (4): 1078 – 1094.

[31] SAMUELSON P A. Consumption theory in terms of revealed preference [J]. Economica, 1948, 15 (60): 243 – 253.

[32] BRADEN J B, KOLSTAD C D. Measuring the demand for environmental quality [J]. Elsevier Science Pub. Co., 1991.

[33] PEDERSEN L B, HESS S, KJÆR T. Asymmetric information and user orientation in general practice: exploring the agency relationship in a best – worst scaling study [J]. Journal of Health Economics, 2016, 50: 115 – 130.

[34] ROBINSON J C. Consolidation and the transformation of competition in health insurance [J]. Health Affairs, 2004, 23 (6): 11 – 24.

[35] VINEY R, LANCSAR E, LOUVIERE J. Discrete choice experiments to measure consumer preferences for health and healthcare [J]. Expert Review of Pharmacoeconomics Outcomes Research, 2002, 2 (4): 319 – 326.

[36] 冷安丽. 晚期癌症患者对临终关怀的选择偏好研究 [D]. 山东大学, 2019.

[37] RYAN M, GERARD K, AMAYA M. Using discrete choice experiments to value health and health care [J]. Springer Science & Business Media, 2007.

[38] DE BEKKER – GROB E. Discrete choice experiments in health care: theory and applications [J]. Rotterdam: Erasmus University Rotterdam, 2009.

[39] KLØJGAARD M E, BECH M, SØGAARD R. Designing a stated choice experiment: the value of a qualitative process [J]. Journal of Choice Modelling, 2012, 5 (2): 1 – 18.

[40] WALKER J L, WANG Y, THORHAUGE M, et al. D – efficient or deficient? a robustness analysis of stated choice experimental designs [J]. Theory and Decision, 2018, 84 (2): 215 – 238.

[41] QUE S, AWUAH – OFFEI K, WEIDNER N, et al. Discrete choice

[41] experiment validation: a resource project case study [J]. Journal of Choice Modelling, 2017, 22: 39-50.

[42] HANSON K, MCPAKE B, NAKAMBA P, et al. Preferences for hospital quality in Zambia: results from a discrete choice experiment [J]. Health Economics, 2005, 14 (7): 687-701.

[43] TALLURI K, VAN RYZIN G. Revenue management under a general discrete choice model of consumer behavior [J]. Management Science, 2004, 50 (1): 15-33.

[44] JOHNSON F R, LANCSAR E, MARSHALL D, et al. Constructing experimental designs for discrete-choice experiments: report of the ISPOR conjoint analysis experimental design good research practices task force [J]. Value in Health, 2013, 16 (1): 3-13.

[45] FERRETTI V, GANDINO E. Co-designing the solution space for rural regeneration in a new world heritage site: A choice experiments approach [J]. European Journal of Operational Research, 2018, 268 (3): 1077-1091.

[46] 曹炜威,冯项楠,李宜威,等. 基于客票数据的城际铁路出行方式选择行为研究 [J]. 系统工程理论与实践, 2020, 40 (04): 1-12.

[47] 段鹏. 离散选择模型理论与应用研究 [D]. 南开大学, 2010.

[48] 付学梅. 考虑异质性的活动——出行决策行为研究 [D]. 上海交通大学, 2016.

[49] WALKER J, BEN-AKIVA M. Generalized random utility model [J]. Mathematical Social Sciences, 2002, 43 (3): 303-343.

[50] 杜本峰. 农村独生子女生育选择影响因素及测度研究——基于 Multinomial Logistic 模型实证分析 [J]. 人口研究, 2010, 34 (03): 17-31.

[51] 苗蕴慧,唐加福. 基于 MNL 的电信消费者选择套餐行为的预测及实证研究 [J]. 系统管理学报, 2013, 22 (02): 168-176.

[52] 李建斌,郑宇婷,戴宾. 基于品类管理和需求外生模型的医药电商网页空间优化策略 [J]. 中国管理科学, 2018, 26 (05): 138-146.

[53] DE BEKKER-GROB E W, RYAN M, GERARD K. Discrete choice

[54] experiments in health economics: a review of the literature [J]. Health Economics, 2012, 21 (2): 145-172.

[54] RAINS S A, KARMIKEL C D. Health information - seeking and perceptions of website credibility: examining Web - use orientation, message characteristics, and structural features of websites [J]. Computers in Human Behavior, 2009, 25 (2): 544-553.

[55] 王俊, 昌忠泽, 刘宏. 中国居民卫生医疗需求行为研究 [J]. 经济研究, 2008, (7): 105-117.

[56] CORBO - RICHERT B, CATY S, BARNES C M. Coping behaviors of children hospitalized for cardiac surgery: a secondary analysis [J]. Maternal - child Nursing Journal, 1993, 21 (1): 27-36.

[57] BAKER L M, CONNOR J J. Physician - patient communication from the perspective of library and information science [J]. Bulletin of the Medical Library Association, 1994, 82 (1): 36-42.

[58] LOISELLE C G. Self - evaluation and health information - seeking: a study of self - assessment and self - protection motives [D]. University of Wisconsin, 1996.

[59] CONLEY V M. Beyond knowledge deficit to a proposal for information - seeking behaviors [J]. International Journal of Nursing Terminologies Classifications, 1998, 9: 129-135.

[60] REES C E, BATH P A. The psychometric properties of the Miller Behavioural Style Scale with adult daughters of women with early breast cancer: a literature review and empirical study [J]. Journal of Advanced Nursing, 2000, 32 (2): 366-374.

[61] CZAJA R, MANFREDI C, PRICE J. The determinants and consequences of information seeking among cancer patients [J]. Journal of Health Communication, 2003, 8 (6): 529-562.

[62] LAMBERT S D, LOISELLE C G. Health information - seeking behavior [J]. Qualitative Health Research, 2007, 17 (8): 1006-1019.

[63] MANAFO E, WONG S. Exploring older adults' health information seeking behaviors [J]. Journal of Nutrition Education and Behavior, 2012, 44

(1): 85-89.

[64] DEE C, STANLEY E E. Information-seeking behavior of nursing students and clinical nurses: implications for health sciences librarians [J]. Journal of the Medical Library Association, 2005, 93 (2): 213-222.

[65] 赵安琪, 赵海平, 路培鑫. 基于社会化问答社区的抑郁症健康信息需求研究. 中华医学图书情报杂志, 2018, 27 (09): 38-45.

[66] WILSON T D. On user studies and information needs [J]. Journal of Documentation, 1981, 37 (1): 3-15.

[67] 张馨遥. 健康信息需求研究的内容与意义 [J]. 医学与社会, 2010, 23 (1): 51-53.

[68] ST. JEAN B. Factors motivating, demotivating, or impeding information seeking and use by people with type 2 diabetes: a call to work toward preventing, identifying, and addressing incognizance [J]. Journal of the Association for Information Science Technology, 2017, 68 (2): 309-320.

[69] 孙云峰. 网络用户的健康信息行为研究 [D]. 西南科技大学, 2016.

[70] JOHNSON J D, ANDREWS J E, ALLARD S. A model for understanding and affecting cancer genetics information seeking [J]. Library & Information Science Research, 2001, 23 (4): 335-349.

[71] BEI L T, CHEN E Y, WIDDOWS R. Consumers' online information search behavior and the phenomenon of search vs. experience products [J]. Journal of Family and Economic Issues, 2004, 25 (4): 449-467.

[72] MO Z, LI Y F, FAN P. Effect of online reviews on consumer purchase behavior [J]. Journal of Service Science and Management, 2015, 8 (03): 419-424.

[73] XIANG Z, MAGNINI V P, FESENMAIER D R. Information technology and consumer behavior in travel and tourism: Insights from travel planning using the internet [J]. Journal of Retailing and Consumer Services, 2015, 22: 244-249.

[74] SADLER E B, GIVEN L M. Affordance theory: a framework for graduate students' information behavior [J]. Journal of Documentation, 2007, 63 (1): 115-141.

[75] YAN Y Y. Online health information seeking behavior in Hong Kong: an exploratory study [J]. Journal of Medical Systems, 2010, 34 (2): 147-153.

[76] LEE Y J, BODEN-ALBALA B, LARSON E, et al. Online health information seeking behaviors of Hispanics in New York City: a community-based cross-sectional study [J]. Journal of Medical Internet Research, 2014, 16 (7): e176.

[77] CHISOLM D J. Does online health information seeking act like a health behavior? A test of the behavioral model [J]. Telemedicine and e-Health, 2010, 16 (2): 154-160.

[78] ROWLEY J, JOHNSON F, SBAFFI L. Gender as an influencer of online health information-seeking and evaluation behavior [J]. Journal of the Association for Information Science and Technology, 2017, 68 (1): 36-47.

[79] CAIATA-ZUFFEREY M, ABRAHAM A, SOMMERHALDER K, et al. Online health information seeking in the context of the medical consultation in Switzerland [J]. Qualitative Health Research, 2010, 20 (8): 1050-1061.

[80] 宋美杰, 喻国明. 行为理论下的健康信息寻求模型构建——基于北京居民健康信息调查 [J]. 中国传媒大学学报, 2015, 37 (03): 35-39.

[81] YOUNG S D. Recommendations for using online social networking technologies to reduce inaccurate online health information [J]. Online Journal of Health and Allied Sciences, 2011, 10 (2): 2-2.

[82] WEAVER J B, THOMPSON N J, WEAVER S S, et al. Healthcare non-adherence decisions and internet health information [J]. Computers in Human Behavior, 2009, 25 (6): 1373-1380.

[83] 朱冠桦, 蒋国平, 夏玲玲. 社交网络上从众现象对谣言传播影响的

研究［J］. 计算机科学, 2016, 43（2）: 135-139.

［84］ PENCHANSKY R, THOMAS J W. The concept of access: definition and relationship to consumer satisfaction［J］. Medical Care, 1981, 19（2）: 127-140.

［85］ PETERS D H, GARG A, BLOOM G, et al. Poverty and access to health care in developing countries［J］. Annals of the New York Academy of Sciences, 2008, 1136（1）: 161-171.

［86］ ANDERSEN R J P S. A Behavioral model of families' use of health services［M］. Chicago: Center for Health Administration Studies: University of Chicago Press.

［87］ 齐良书, 李子奈. 与收入相关的健康和医疗服务利用流动性［J］. 经济研究, 2011, 46（9）: 83-95.

［88］ BURR J A, LEE H J. Social relationships and dental care service utilization among older adults［J］. Journal of Aging and Health, 2013, 25（2）: 191-220.

［89］ VAN MINH H, OH J, GIANG K B, et al. Health service utilization among people with noncommunicable diseases in rural vietnam［J］. Journal of Public Health Management and Practice, 2018, 24: S60-S66.

［90］ PÁLSDÓTTIR Á. Information behaviour, health self-efficacy beliefs and health behaviour in Icelanders' everyday life［J］. Information Research, 2008, 13（1）: 334-352.

［91］ BUNDORF M K, WAGNER T H, SINGER S J, et al. Who searches the internet for health information?［J］. Health Services Research, 2006, 41（3p1）: 819-836.

［92］ 苏晓馨. 城市外来人口健康与医疗服务利用行为研究［D］. 复旦大学, 2012.

［93］ FULORIA P C, ZENIOS S A. Outcomes-adjusted reimbursement in a health-care delivery system［J］. Management Science, 2001, 47（6）: 735-751.

［94］ ADAY L A, ANDERSEN R. A framework for the study of access to medical care［J］. Health Services Research, 1974, 9（3）: 208-220.

[95] TAYLOR T, SALYAKINA D. Health care access barriers bring children to emergency rooms more frequently: a representative survey [J]. Population Health Management, 2019, 22 (3): 262-271.

[96] DENIZ S, ÇIMEN M. Barriers of six sigma in healthcare organizations [J]. Management Science Letters, 2018, 8 (9): 885-890.

[97] COLLINS P Y, PATEL V, Joestl S S, et al. Grand challenges in global mental health [J]. Nature, 2011, 475 (7354): 27-30.

[98] BURGER R, CHRISTIAN C. Access to health care in post-apartheid South Africa: availability, affordability, acceptability [J]. Health Economics, Policy and Law, 2020, 15 (1): 43-55.

[99] GELETO A, CHOJENTA C, MUSA A, et al. Barriers to access and utilization of emergency obstetric care at health facilities in sub-Saharan Africa: a systematic review of literature [J]. Systematic Reviews, 2018, 7 (1): 183.

[100] CRISTANCHO S, GARCES D M, PETERS K E, et al. Listening to rural Hispanic immigrants in the Midwest: a community-based participatory assessment of major barriers to health care access and use [J]. Qualitative health research, 2008, 18 (5): 633-646.

[101] CALL K T, MCALPINE D D, GARCIA C M, et al. Barriers to care in an ethnically diverse publicly insured population: is health care reform enough? [J]. Medical Care, 2014, 52 (8): 720-727.

[102] KANG C, TOMKOW L, FARRINGTON R. Access to primary health care for asylum seekers and refugees: a qualitative study of service user experiences in the UK [J]. British Journal of General Practice, 2019, 69 (685): e537-e545.

[103] FEIST H, PARKER K, HOWARD N, et al. New technologies: their potential role in linking rural older people to community [J]. International Journal of Emerging Technologies and Society, 2010, 8 (2): 68-84.

[104] JIWA M, ASTELJOKI S, PAGEY G. What factors will impact on the adoption of digital technology to access general practitioners in Australia?

[J]. Quality in Primary Care, 2013, 21 (4): 261-265.

[105] JACOBS B, IR P, BIGDELI M, et al. Addressing access barriers to health services: an analytical framework for selecting appropriate interventions in low-income Asian countries [J]. Health Policy and Planning, 2012, 27 (4): 288-300.

[106] KEATING S, CARLSON B, JIMENEZ S, et al. Psychometric testing of the immigrant barriers to health care scale: Hispanic version [J]. Nursing and Health Sciences, 2009, 11 (3): 235-243.

[107] KOLLANNOOR-SAMUEL G, VEGA-LÓPEZ S, CHHABRA J, et al. Food insecurity and low self-efficacy are associated with health care access barriers among Puerto-Ricans with type 2 diabetes [J]. Journal of Immigrant and Minority Health, 2012, 14 (4): 552-562.

[108] SCHEPPERS E, VAN DONGEN E, DEKKER J, et al. Potential barriers to the use of health services among ethnic minorities: a review [J]. Family Practice, 2006, 23 (3): 325-348.

[109] KAMIMURA A, PANAHI S, AHMMAD Z, et al. Transportation and other nonfinancial barriers among uninsured primary care patients [J]. Health Services Research and Managerial Epidemiology, 2018, 5: 1-6.

[110] FORREST C B. Primary care gatekeeping and referrals: effective filter or failed experiment? [J]. BMJ, 2003, 326 (7391): 692-695.

[111] WOUTERS O J, CYLUS J, YANG W, et al. Medical savings accounts: assessing their impact on efficiency, equity and financial protection in health care [J]. Health Economics, Policy and Law, 2016, 11 (3): 321-335.

[112] 王妮妮, 顾亚明, 柳利红. 浙江省家庭医生签约服务现状及对策 [J]. 卫生经济研究, 2015, (3): 15-17.

[113] 芦炜. 基于需方的家庭医生签约服务实施效果评价——以慢性病为重点 [J]. 中国卫生政策研究, 2016, 9 (8): 23-30.

[114] 王彤, 赵岩, 金光辉. 北京市城区家庭医生式服务开展现况研究 [J]. 中国全科医学, 2015, (28): 3413-3416.

[115] CONNER M, NORMAN P. Predicting health behaviour [J]. McGraw-

Hill Education, 2005.

[116] 张冲, 张丹. 城市老年人社会活动参与对其健康的影响——基于 CHARLS 2011 年数据 [J]. 人口与经济, 2016, 5: 55-63.

[117] LARANJO L, ARGUEL A, NEVES A L, et al. The influence of social networking sites on health behavior change: a systematic review and meta-analysis [J]. Journal of the American Medical Informatics Association, 2015, 22 (1): 243-256.

[118] VALLANCE J K, GARDINER P A, LYNCH B M, et al. Evaluating the evidence on sitting, smoking, and health: is sitting really the new smoking? [J]. American Journal of Public Health, 2018, 108 (11): 1478-1482.

[119] CENTOLA D. An experimental study of homophil in the adoption of health behavior [J]. Science, 2011, 334 (6060): 1269-1272.

[120] DENNISON L, MORRISON L, CONWAY G, et al. Opportunities and challenges for smartphone applications in supporting health behavior change: qualitative study [J]. Journal of Medical Internet Research, 2013, 15 (4): e86.

[121] DUSSELDORP E, VAN GENUGTEN L, VAN Buuren S, et al. Combinations of techniques that effectively change health behavior: evidence from Meta-CART analysis [J]. Health Psychology, 2014, 33 (12): 1530-1540.

[122] 陈亚红. 社会网络中的健康行为传播及其对健康的影响研究 [D]. 北京理工大学, 2018.

[123] STEPTOE A, WARDLE J, CUI W, et al. Trends in smoking, diet, physical exercise, and attitudes toward health in European university students from 13 countries, 1990-2000 [J]. Preventive Medicine, 2002, 35 (2): 97-104.

[124] HUFFMAN M D, CAPEWELL S, NING H, et al. Cardiovascular health behavior and health factor changes (1988-2008) and projections to 2020: results from the National Health and Nutrition Examination Surveys [J]. Circulation, 2012, 125 (21): 2595-2602.

[125] NEWTON P, ASIMAKOPOULOU K, SCAMBLER S. Information seeking and use amongst people living with type 2 diabetes: an information continuum [J]. International Journal of Health Promotion Education, 2012, 50 (2): 92-99.

[126] 魏永婷, 陈英, 许亚红. 癌症患者住院化疗期间健康信息需求状况调查分析 [J]. 护理实践与研究, 2013, 10 (11): 152-153.

[127] OSTERBERG L, BLASCHKE T. Adherence to medication [J]. New England Journal of Medicine, 2005, 353 (5): 487-497.

[128] SABATÉ E. Adherence to long-term therapies: evidence for action [J]. World Health Organization, 2003.

[129] RODRÍGUEZ L G, CEA-SORIANO L, MARTÍN-MERINO E, et al. Discontinuation of low dose aspirin and risk of myocardial infarction: case-control study in UK primary care [J]. BMJ, 2011, 343: d4094.

[130] FANG J, GEORGE M G, GINDI R M, et al. Use of low-dose aspirin as secondary prevention of atherosclerotic cardiovascular disease in US adults [J]. The American Journal of Cardiology, 2015, 115 (7): 895-900.

[131] 李海明, 徐颢毓. 医保政策能否促进分级诊疗的实现: 基于医疗需求行为的实证分析 [J]. 经济社会体制比较, 2018, (01): 28-35.

[132] BROWN P, PANATTONI L, CAMERON L, et al. Hospital sector choice and support for public hospital care in New Zealand: results from a labeled discrete choice survey [J]. Journal of Health Economics, 2015, 43: 118-127.

[133] CHERNEW M, SCANLON D, HAYWARD R. Insurance type and choice of hospital for coronary artery bypass graft surgery [J]. Health Services Research, 1998, 33 (3 Pt 1): 447.

[134] 姚卫光, 崔华欠, 李红, 等. 广州市城镇居民社区卫生服务利用现状及就医意向调查 [J]. 中国全科医学, 2016, 19 (07): 831-834.

[135] 黄佳妮, 朱考金. 就医行为研究综述 [J]. 农村经济与科技, 2012, 23 (10): 33-35.

[136] TANG C, ZHANG Y, CHEN L, et al. The growth of private hospitals and their health workforce in China: a comparison with public hospitals [J]. Health Policy and Planning, 2014, 29 (1): 30-41.

[137] 鲜于建川, 隽志才. 基于分层贝叶斯的 Mixed Logit 模型及其应用 [J]. 统计与决策, 2015, (05): 80-82.

[138] NAGLE T T, MÜLLER G. The strategy and tactics of pricing: A guide to growing more profitably [J]. Routledge, 2017.

[139] RYAN M, SCOTT D A, DONALDSON C. Valuing health care using willingness to pay: a comparison of the payment card and dichotomous choice methods [J]. Journal of Health Economics, 2004, 23 (2): 237-258.

[140] O BRIEN B, VIRAMONTES J L. Willingness to pay: a valid and reliable measure of health state preference? [J]. Medical Decision Making, 1994, 14 (3): 289-297.

[141] HIRTH R A, CHERNEW M E, MILLER E, et al. Willingness to pay for a quality-adjusted life year: in search of a standard [J]. Medical Decision Making, 2000, 20 (3): 332-342.

[142] KNIESNER T J, VISCUSI W K, ZILIAK J P. Willingness to accept equals willingness to pay for labor market estimates of the value of a statistical life [J]. Journal of Risk and Uncertainty, 2014, 48 (3): 187-205.

[143] CHEON Y J, CHOI S K, KIM J, et al. Antecedents of relational inertia and information sharing in SNS usage: The moderating role of structural autonomy [J]. Technological Forecasting and Social Change, 2015, 95: 32-47.

[144] DAGGER T S, DANAHER P J, GIBBS B J. How often versus how long: the interplay of contact frequency and relationship duration in customer-reported service relationship strength [J]. Journal of Service Research, 2009, 11 (4): 371-388.

[145] HOL L, DE BEKKER-GROB E, VAN DAM L, et al. Preferences for colorectal cancer screening strategies: a discrete choice experiment

[J]. British Journal of Cancer, 2010, 102 (6): 972-980.

[146] 孙梦洁, 韩华为. 中国农村居民的就诊选择研究——来自甘肃、河南、广东三省农户调查的实证分析 [J]. 经济评论, 2013, (2): 40-50.

[147] 范春梅, 李华强, 贾建民. 等待时间、感知经济损失与服务满意度之间的关系研究——以出租车司机加气排队为例 [J]. 管理评论, 2014, 26 (11): 99-105.

[148] YIN J, WEI X, LI H, et al. Assessing the impact of general practitioner team service on perceived quality of care among patients with non-communicable diseases in China: a natural experimental study [J]. Int J Qual Health Care, 2016, 28 (5): 554-560.

[149] PAULES C I, MARSTON H D, FAUCI A S. Coronavirus infections—more than just the common cold [J]. JAMA, 2020, 323 (8): 707-708.

[150] HARAPAN H, RAJAMOORTHY Y, UTOMO P S, et al. Knowledge and attitude towards pregnancy-related issues of Zika virus infection among general practitioners in Indonesia [J]. BMC infectious diseases, 2019, 19 (1): 693.

[151] GONG Y, XU J, CHEN T, et al. The effect of the latest health care reforms on the quality of community health services in China [J]. The International Journal of Health Planning and Management, 2018, 33 (4): e1225-e1231.

[152] LI L, FU H. China's health care system reform: progress and prospects [J]. The International Journal of Health Planning and Management, 2017, 32 (3): 240-253.

[153] YIP W C, HSIAO W C, CHEN W, et al. Early appraisal of China's huge and complex health-care reforms [J]. Lancet, 2012, 379 (9818): 833-842.

[154] 吴勤德. 我国分级诊疗制度的研究热点与演化历程分析 [J]. 中国全科医学, 2020, 23 (10): 1229-1238.

[155] 潘建军, 马国栋. 我国分级诊疗制度实施现状及问题分析 [J]. 中

国初级卫生保健, 2018, 32 (11): 4-7.

[156] 陈安琪, 徐爱军, 张国明. 分级诊疗背景下居民就诊选择影响因素分析 [J]. 中国卫生统计, 2017, 34 (05): 770-771+775.

[157] PENNINGS J M, SMIDTS A. Assessing the construct validity of risk attitude [J]. Management Science, 2000, 46 (10): 1337-1348.

[158] BOCQUEHO G, JACQUET F. The adoption of switchgrass and miscanthus by farmers: impact of liquidity constraints and risk preferences [J]. Energy Policy, 2010, 38 (5): 2598-2607.

[159] ELIASHBERG J, HAUSER J R. A measurement error approach for modeling consumer risk preference [J]. Management Science, 1985, 31 (1): 1-25.

[160] ROUYARD T, ATTEMA A, Baskerville R, et al. Risk attitudes of people with manageable chronic disease: an analysis under prospect theory [J]. Social Science & Medicine, 2018, 214: 144-153.

[161] FREEMAN D, MANZINI P, MARIOTTI M, et al. Procedures for eliciting time preferences [J]. Journal of Economic Behavior & Organization, 2016, 126: 235-242.

[162] 黄仁辉, 李洁, 李文虎. 不确定性容忍度对风险偏好的影响及其情景依赖性 [J]. 心理科学, 2014, 37 (06): 1302-1307.

[163] HOLT C A, LAURY S K. Risk aversion and incentive effects [J]. American Economic Review, 2002, 92 (5): 1644-1655.

[164] ANDERSEN S, HARRISON G W, LAU M I, et al. Elicitation using multiple price list formats [J]. Experimental Economics, 2006, 9 (4): 383-405.

[165] WONG W C W, JIANG S, ONG J J, et al. Bridging the gaps between patients and primary care in China: A nationwide representative survey [J]. Ann Fam Med, 2017, 15 (3): 237-245.

[166] WAKKER P P, TIMMERMANS D R M, MACHIELSE I. The effects of statistical information on risk and ambiguity attitudes, and on rational insurance decisions [J]. Management Science, 2007, 53 (11): 1770-1784.

[167] MACCHERONI F, MARINACCI M, RUSTICHINI A. Ambiguity Aversion, Robustness, and the Variational Representation of Preferences [J]. Econometrica, 2006, 74 (6): 1447-1498.

[168] QIU Y, COLSON G, GREBITUS C. Risk preferences and purchase of energy-efficient technologies in the residential sector [J]. Ecological Economics, 2014, 107: 216-229.

[169] VAN DER POL M, SCOTT A, IRVINE A. The migration of UK trained GPs to Australia: Does risk attitude matter? [J]. Health Policy, 2019, 123 (11): 1093-1099.

[170] TAOFEEQ D, ADELEKE A, HASSAN A. The moderating role of government policy on contractors' risk attitudes in Malaysia construction companies [J]. Social Science and Humanities Journal, 2019, 03 (06): 1261-1280.

[171] BOZZOLA M, FINGER R. Stability of risk attitude, agricultural policies and production shocks: evidence from Italy [J]. European Review of Agricultural Economics, 2020.

[172] HARRIS S, SINGER M, ROWAN K, et al. Delay to admission to critical care and mortality among deteriorating ward patients in UK hospitals: a multicentre, prospective, observational cohort study [J]. The Lancet, 2015, 385: S40.

[173] RENAHY E, PARIZOT I, CHAUVIN P. Determinants of the frequency of online health information seeking: results of a web-based survey conducted in France in 2007 [J]. Informatics for Health and Social Care, 2010, 35 (1): 25-39.

[174] KIM Y M. Is seeking health information online different from seeking general information online? [J]. Journal of Information Science, 2015, 41 (2): 228-241.

[175] 侯小妮,孙静. 北京市三甲医院门诊患者互联网健康信息查寻行为研究. 图书情报工作, 2015, 59 (20): 126-131.

[176] YOON J, KIM S. Internet use by international graduate students in the USA seeking health information [J]. Aslib Journal of Information

Management, 2014, 66 (2): 117-133.

[177] LEE S T, LIN J. A self-determination perspective on online health information seeking: the Internet vs. face-to-face office visits with physicians [J]. Journal of Health Communication, 2016, 21 (6): 714-722.

[178] LAGOE C, ATKIN D. Health anxiety in the digital age: an exploration of psychological determinants of online health information seeking [J]. Computers in Human Behavior, 2015, 52: 484-491.

[179] XIAO N, SHARMAN R, RAO H R, et al. Factors influencing online health information search: an empirical analysis of a national cancer-related survey [J]. Decision Support Systems, 2014, 57: 417-427.

[180] 李姣, 郭海红, 郭珉江, 等. 美英政府开放健康医疗数据的主题分布与开放程度量化研究 [J]. 图书情报工作, 2015, 59 (20): 132-137.

[181] 徐慧丽. 大数据环境中个人医疗信息的法律保护 [J]. 图书馆, 2019, (11): 38-45.

[182] HENNING-SMITH C, GONZALES G, SHIPPEE T P. Differences by sexual orientation in expectations about future long-term care needs among adults 40 to 65 years old [J]. American Journal of Public Health, 2015, 105 (11): 2359-2365.

[183] STATISTICS N C F H. National health interview survey: research for the 1995-2004 redesign [J]. US Government Printing Office, 1999.

[184] BAKER L, WAGNER T H, SINGER S, et al. Use of the Internet and e-mail for health care information: results from a national survey [J]. JAMA, 2003, 289 (18): 2400-2406.

[185] POWELL J, CLARKE A. Internet information-seeking in mental health: population survey [J]. The British Journal of Psychiatry, 2006, 189 (3): 273-277.

[186] SINGH H, FOX S, PETERSEN N, et al. Older patients' enthusiasm to use electronic mail to communicate with their physicians: cross-sectional survey [J]. Journal of Medical Internet Research, 2009, 11

(2): e18.

[187] SHARIT J, HERNÁNDEZ M A, CZAJA S J, et al. Investigating the roles of knowledge and cognitive abilities in older adult information seeking on the web [J]. ACM Transactions on Computer-Human Interaction, 2008, 15 (1): 1-25.

[188] ORGANIZATION W H. NCD mortality and morbidity [J]. Geneva: World Health Organization, 2011.

[189] MOZAFFARIAN D, BENJAMIN E, GO A, et al. Heart disease and stroke statistics-2016 update: a report from the American Heart Association [J]. Circulation, 2016, 133 (4): e38-360.

[190] Trialists'collaboration A. Collaborative meta-analysis of randomized trials of antiplatelet therapy for prevention of death, myocardial infarction, and stroke in high risk patients [J]. BMJ, 2002, 324 (7329): 71-86.

[191] 谭吉宾. 高血压对农村男性人群心血管疾病死亡的疾病负担影响与防控策略研究 [D]. 吉林大学, 2018.

[192] MALAYALA S V, RAZA A. Compliance with USPSTF recommendations on aspirin for prevention of cardiovascular disease in men [J]. International Journal of Clinical Practice, 2016, 70 (11): 898-906.

[193] FARLEY T A, DALAL M A, MOSTASHARI F, et al. Deaths preventable in the US by improvements in use of clinical preventive services [J]. American Journal of Preventive Medicine, 2010, 38 (6): 600-609.

[194] PACKARD K A, HILLEMAN D E. Adherence to therapies for secondary prevention of cardiovascular disease: a focus on aspirin [J]. Cardiovascular Therapeutics, 2016, 34 (6): 415-422.

[195] VICTOR K, SKELLY M, MULCAHY K, et al. A review and study of aspirin utilization for the primary prevention of cardiovascular events in a psychiatric population [J]. International Clinical Psychopharmacology, 2018, 33 (5): 274-281.

[196] DI MAURO C, MAFFIOLETTI A. Attitudes to risk and attitudes to

uncertainty: experimental evidence [J]. Applied Economics, 2004, 36 (4): 357 – 372.

[197] PRELEC D, LOEWENSTEIN G. Decision making over time and under uncertainty: a common approach [J]. Management Science, 1991, 37 (7): 770 – 786.

[198] 陶瑾, 关志民. 基于决策者风险态度的弹性分销网络优化模型 [J]. 经济管理, 2015, 37 (07): 150 – 159.

[199] RIDKER P M, COOK N R, LEE I – M, et al. A randomized trial of low – dose aspirin in the primary prevention of cardiovascular disease in women [J]. New England Journal of Medicine, 2005, 352 (13): 1293 – 1304.

[200] PROSSER L A, KUNTZ K M, BAR – OR A, et al. The relationship between risk attitude and treatment choice in patients with relapsing – remitting multiple sclerosis [J]. Medical Decision Making, 2002, 22 (6): 506 – 513.

[201] QIU Y, COLSON G, WETZSTEIN M E. Risk preference and adverse selection for participation in time – of – use electricity pricing programs [J]. Resource and Energy Economics, 2017, 47: 126 – 142.

[202] NEWELL R G, SIIKAMÄKI J. Individual time preferences and energy efficiency [J]. American Economic Review, 2015, 105 (5): 196 – 200.

[203] BRADFORD W D. The association between individual time preferences and health maintenance habits [J]. Medical Decision Making, 2010, 30 (1): 99 – 112.

[204] ANDREONI J, SPRENGER C. Risk preferences are not time preferences [J]. American Economic Review, 2012, 102 (7): 3357 – 3376.

[205] ANDERSEN S, HARRISON G W, LAU M I, et al. Eliciting risk and time preferences [J]. Econometrica, 2008, 76 (3): 583 – 618.

[206] HERMANN D, MUSSHOFF O. Measuring time preferences: comparing methods and evaluating the magnitude effect [J]. Journal of Behavioral and Experimental Economics, 2016, 65: 16 – 26.

[207] LÖNNQVIST J-E, VERKASALO M, WALKOWITZ G, et al. Measuring individual risk attitudes in the lab: task or ask? An empirical comparison [J]. Journal of Economic Behavior & Organization, 2015, 119: 254-266.

[208] 王宁, 晏润林, 刘亚斐. 电动汽车潜在消费者特征识别和市场接受度研究 [J]. 中国软科学, 2015, (10): 70-84.

[209] 何潇一, 叶卫华, 王嵘, 等. 心血管疾病远程监测设备的应用现状及展望 [J]. 中国医疗设备, 2018, 33 (03): 115-131.

[210] STUNTZ M, BERNSTEIN B. Recent trends in the prevalence of low-dose aspirin use for primary and secondary prevention of cardiovascular disease in the United States, 2012-2015 [J]. Preventive Medicine Reports, 2017, 5: 183-186.

[211] ANTITHROMBOTIC TRIALISTS C, BAIGENT C, BLACKWELL L, et al. Aspirin in the primary and secondary prevention of vascular disease: collaborative meta-analysis of individual participant data from randomized trials [J]. The Lancet, 2009, 373 (9678): 1849-1860.

[212] ARNETT D K, BLUMENTHAL R S, ALBERT M A, et al. 2019 ACC/AHA guideline on the primary prevention of cardiovascular disease: executive summary: a report of the American College of Cardiology/American Heart Association Task Force on Clinical Practice Guidelines [J]. Journal of the American College of Cardiology, 2019, 74 (10): 1376-1414.

[213] ALEXANDER J A, HEARLD L R, HASNAIN-WYNIA R, et al. Consumer trust in sources of physician quality information [J]. Medical Care Research and Review, 2011, 68 (4): 421-440.

[214] THOMPSON E L, ROSEN B L, MANESS S B. Social determinants of health and human papillomavirus vaccination among young adults: National Health Interview Survey 2016 [J]. Journal of Community Health, 2019, 44 (1): 149-158.

[215] KONTOS E Z, EMMONS K M, PULEO E, et al. Contribution of communication inequalities to disparities in human papillomavirus vaccine

awareness and knowledge [J]. American Journal of Public Health, 2012, 102 (10): 1911-1920.

[216] CENTOLA D. The spread of behavior in an online social network experiment [J]. Science, 2010, 329 (5996): 1194-1197.

[217] GARGIULO M, BENASSI M. Trapped in your own net? Network cohesion, structural holes, and the adaptation of social capital [J]. Organization Science, 2000, 11 (2): 183-196.

[218] TAN S S-L, GOONAWARDENE N. Internet health information seeking and the patient-physician relationship: a systematic review [J]. Journal of Medical Internet Research, 2017, 19 (1): e9.

[219] TENNANT B, STELLEFSON M, DODD V, et al. Health literacy and Web 2.0 health information seeking behaviors among baby boomers and older adults [J]. Journal of Medical Internet Research, 2015, 17 (3): e70.